龙岩学院 2021 年应用型教材建设立项项目

运动康复实用技术实践指导

成林杰　主编

U0280156

中国纺织出版社有限公司

图书在版编目（CIP）数据

运动康复实用技术实践指导 / 成林杰主编 . --北京：
中国纺织出版社有限公司, 2023. 2

ISBN 978-7-5180-0918-3

Ⅰ.①运…　Ⅱ.①成…　Ⅲ.①康复训练　Ⅳ.
①R493

中国国家版本馆 CIP 数据核字（2023）第 049744 号

责任编辑：张　宏　　责任校对：高　涵　　责任印制：储志伟

中国纺织出版社有限公司出版发行
地址：北京市朝阳区百子湾东里 A407 号楼　邮政编码：100124
销售电话：010—67004422　传真：010—87155801
http：//www. c-textilep. com
中国纺织出版社天猫旗舰店
官方微博 http：//weibo. com/2119887771
北京虎彩文化传播有限公司印刷　各地新华书店经销
2023 年 2 月第 1 版第 1 次印刷
开本：710×1000　1/16　印张：14. 25
字数：300 千字　定价：65. 00 元

凡购本书，如有缺页、倒页、脱页，由本社图书营销中心调换

编 委 会

　　随着经济的发展，社会的进步，人们在追求高质量生活的同时，对健康的认识发生了根本性变化，即对健康的要求越来越高。增强人民体质，是体育的基本功能之一。追溯体育现象古已有之，从古希腊到中国古代，都有关于人类体育活动的记载。它是人类在漫长的生活和生产过程中所产生的一种独特的以身体运动来表达的社会文化现象。而经济越发达，社会越进步，人们强身健体的意识就越强烈，体育的地位就越重要，作用就越显著。

　　运动康复是新兴的体育、健康和医学交叉结合的前沿学科，2005 年在全国医学高等院校首次开设，这使我国运动康复人才紧缺的局面得到了有效的缓解。运动康复所研究的内容主要是运动与健康的关系，这与当前的社会需求是相适应的。运动康复是运动人体科学的重要部分，它结合了体育学、医学、生物学等专业知识，但又不仅是各个学科的混合，而是在此基础上，有自己的特点和创新。

　　最初的运动康复专业主要是针对专业运动员开展和应用的，相关人才较少，具有系统的医疗和体育相结合知识的人才更少，并且相关人才的培养没有得到重视，这些都制约了运动康复专业的发展。经过十几年的不断发展，现代运动康复技术已经较为成熟。另外，运动康复专业人才的培养也是当前社会关注的重点，这会对运动康复的未来发展产生巨大影响。需要强调的是，当前运动康复人才就业前景较为理想。目前，关于运动康复的研究，往往只作为运动医学或者体育运动的一个方面来阐述，没有对其进行整体且深入的分析和探索。

　　本书主要具有以下特点。

　　（1）结构清晰，知识点丰富全面。不仅对运动康复的基本理论进行了阐述，而且对运动康复的各种手段和方法做了阐述，便于读者系统了解和学习。

　　（2）理论与实践有机结合。本书首先对各个运动康复的理论基础等知识进行了阐析，然后重点对运动康复的治疗方法和手段、康复方法、常见运动性损伤的运动康复方案进行了研究，以及对促进身体机能恢复运动功能进行了研究，为读者在理论和实践上提供科学的指导。

（3）立意新颖，与现代社会发展需求相契合。本书将运动康复与伤病治疗有机结合，这进一步丰富了运动康复的范畴和内容，同时，还从传统体育保健方面入手阐述了运动康复的方法，使读者能够将运动康复与日常运动有机联系在一起，获得借鉴和参考。

由此可以看出，本书通过简洁凝练的语言、丰富全面的知识点以及系统清晰的结构，从理论与实践两个方面入手，来对运动康复进行全面且深入的分析和研究，充分体现了科学性、系统性、针对性、实用性、时代性等特点。

本书在撰写过程中，参考并借鉴了相关专家学者的研究成果和观点，在此表示最诚挚的感谢。另外，由于时间和精力有限，书中不足之处，敬请指正。

编者

2022 年 10 月

目录
CONTENTS

第一章
运动康复实用技术实践总论

在人的一生之中，无论是幼年时期还是老年时期，无论其社会角色是职业运动员还是办公室职员，具备符合其角色的功能能力水平是保证其获得高质量生活状态的基础。康复治疗师、运动康复师不仅可以解决损伤或者疾病，解决那些限制人们完成其日常生活重要任务的功能障碍，还可以通过正确的运动康复计划，帮助那些没有功能障碍或缺陷的人员获得健康活跃的生活方式，以此提高整体健康水平、降低损伤或疾病的风险，提升生活质量。

第一节　运动康复实用技术概述

一、运动疗法的基本概念

运动康复是物理治疗的重要分支，是物理治疗的主体内容之一。运动康复技术包括针对关节、肌肉、神经、心肺的功能促进技术，运动疗法是其主要技术方法。

应用声、电、光、磁、温、水、力等物理学因素治疗改善患者病变或功能障碍的方法叫作物理疗法（Physical Therapy，PT），其中把徒手以及应用器械进行运动训练来治疗伤、病、残患者，恢复或改善其功能障碍的方法（主要利用物理学中的力学因素）称为运动疗法（Movement Therapy），是物理治疗的主要部分。运动疗法是患者在康复师的指导下主动或被动应用各种运动来矫正异常姿势，改善病变和消除功能障碍的方法，是一种重要的康复治疗手段。在实施运动疗法的过程中，所应用的各种方法和技术，即为运动疗法技术。随着康复医学基础理论研究的深入，运动疗法已经获得了极大的丰富和发展，形成了针对各种运动功能障碍性疾患的独具特色的治疗技术体系。在物理疗法中除去力这一因素，利用声、光、电、磁、温、水等物理学因素治疗疾病，促进患者康复的疗法称为理疗。运动疗法和理疗同属物理疗法，但各有不同的侧重。国际上的物理治疗康复工作中，运动疗法所占比重更大，是物理治疗的核心内容。正所谓"运动疗法，康复之髓"。

二、运动疗法的发展简史

早在古代，人们就已认识到运动对维持身心健康和防治疾病有重要的价值。

运动疗法在我国具有悠久的历史，我国古代武术功夫是世界公认的运动疗法先驱。中医按摩、推拿是人体最早防治疾病的疗法之一，与针灸、气功、导引同为人体功能康复治疗的重要手段。从马王堆汉墓出土的导引图中，可见当时已有医疗体育。传统的方法有气功、按摩、五禽戏、太极拳、八段锦等。有些方法经过发展完善而延续至今，并被世界各地接受、推广。国外许多物理治疗教育都有针灸、太极拳课程内容。

公元前 2000 多年前，古埃及的著作中就记载了体育训练可以配合医术治疗疾病；公元前 4 世纪，古希腊希波克拉底在著作中谈到利用矿泉、日光、海水及运动可以防病健体、延缓衰老、保持健康。中世纪，许多国家的学者倡导通过运动达到健身和治病的目的。1813 年，瑞典在斯德哥尔摩设立了"中央体操研究所"研究运动疗法。美国费城的 Mckenzie 早将运动训练引入临床医学中。19 世纪中后期，许多专家将运动疗法应用到了偏瘫、截瘫、骨关节疾病治疗等许多医学领域。

进入 20 世纪后，运动疗法得到了较快的发展。波士顿 Lovett 和他的助手 Wright 提出了徒手肌力检查法，后经许多专家多年实践和研讨，至 1946 年基本确定了 MMT（Manual Muscle Test，徒手肌力检查法），至今仍在使用。

随着第一次世界大战的爆发，各交战国的军医院逐步加强了对伤病员进行恢复伤残肢体功能的运动训练。1917 年美国在陆军中设立了为战伤者服务的 physical reconstruction aides（即早期的物理治疗师）。第二次世界大战初期，芝加哥陆军医院的 Thomas Delorme 提出了增强股四头肌肌力的渐增抵抗运动肌力增强训练法（Progressive Resistive Exercise，PRE），治疗膝关节术后股四头肌无力获得满意效果。许多学者又做了相关后续研究。1950 年前后，以人体解剖学、生理学为基础理论的关节活动运动、肌力增强疗法、牵张疗法、耐力增强等治疗成为运动疗法技术的主要研究方向。

20 世纪 40 年代开始至 60 年代，各国专家学者开始应用神经反射机制治疗患者，以神经生理学及神经发育学为特色的运动疗法，在这一时期获得了极大发展。1946 年左右，Herman Kabat 提出了通过手法训练引起运动单位最大限度的募集，改善运动功能的 PNF 技术。同一时期，英国的 Bobath 夫妇将抑制患者的原始反射、促进正常反应的方法应用于偏瘫和脑瘫的治疗。1951 年，Brunnstrom 划分了偏瘫患者病程的 6 个阶段，并提出了相应的运动疗法治疗手段。Rood 提出了感觉输入对运动反应的重要作用，强调通过对神经固有感受器和外感受器进行刺激，激发运动功能的改善。1954 年后，德国 Vojta 提出对小儿中枢神经性运动障碍施行反射性运动模式训练，从而促进患儿的运动功能发育。

进入 21 世纪，运动疗法将在理论体系上深入和飞跃发展。运动解剖学、运动生理学的发展将使运动训练过程更加科学化和合理化。神经网络的概念和应用将阐明中枢神经与运动控制之间的内在联系，为运动控制和运动技能发展提供新的途径和手段。

此外，基因治疗有可能为运动训练方法的选择、运动组织的再生和再造提供一个可选择的手段。材料学、生物力学、电子学、计算机科学、遥感技术、仿生学等高科技领域的发展，都将极大地促进康复生物工程的发展，促进运动疗法进步，开拓运动疗法应用的新领域。我们期盼着在探索建设我国康复医学的过程中，国内学者能够加强研究与实践，发挥中国传统医学的优势、特色，努力在实践中探索我国康复医学的新道路，为人类的健康与康复做出更大贡献。

三、运动疗法的根本目的

康复医学是功能医学，运动疗法是康复医学重要的治疗技术之一。运动疗法主要是通过运动的方法，治疗或改善病变或功能障碍，以提高患者的活动能力，增强社会参与的适应性，改善患者的生活质量。从这个总体目标出发，运动疗法的主要目的包括以下几个方面。

（一）增加关节活动度

例如，骨关节病术后、创伤后，肢体的严重创伤、制动、炎症、疼痛，将造成肢体运动功能障碍。在恢复过程中，为防止关节挛缩，常采用牵张短缩的肌肉、肌腱、关节囊及其他软组织的方法，增加关节活动度。

（二）增强肌肉的肌力和耐力

多种损伤、创伤治疗术后，如肌肉断裂、关节韧带损伤、全膝、髋关节置换术后的康复，要按照训练程序循序渐进地训练患肢的活动功能，采用运动疗法技术增强肌肉的肌力和耐力是进行其他活动的基础。

（三）抑制肌肉，缓解紧张

有神经系统疾病的患者，如帕金森病，临床主要表现为震颤、肌肉强直、行走动作不协调。采用运动疗法与临床疗法相结合的方法，尽量让患者多做适宜的肢体活动，缓解肌肉紧张程度，改善其运动功能。

（四）预防或治疗临床并发症

患者术后卧床或坐轮椅、夹板内衬垫放置不当、石膏内不平整或有渣屑、局部长时间受压迫，均可造成压疮，特别在身体骨头粗隆凸出处，最多见脊髓损伤，这极大地阻碍了康复治疗的进程与效果。采用各种方法进行体位减压是最重要的即时缓解皮肤压力的措施，同时配合其他活动是预防压疮的良好方法。

（五）改善异常运动模式

各类神经性疾病、骨—关节—肌肉的损伤，甚至肌肉力量的不平衡，都会造成运动模式的异常，可通过运动疗法技术训练使患者改善异常运动模式，发展正常运动模式。

（六）提高患者运动功能

对运动人群而言，逐步改善复杂运动时的功能障碍的需求越来越大，例如，篮球运动员膝关节伤后急停转向动作的恢复。

（七）提高平衡功能和运动协调性

下肢骨骼肌肉系统损伤或神经系统损伤患者，因为神经支配障碍或是运动系统障碍，移动和行走功能障碍或丧失，本体感觉功能障碍，可以通过运动疗法，循序渐进地进行训练，以提高平衡协调能力和身体移动与步行能力。

（八）改善神经肌肉功能

神经系统疾病，如脑卒中，是一种高致残率的疾病，它常会导致机体多方面功能障碍。脑损伤后功能的恢复主要依靠脑的适应和脑的功能重组。在康复的整个阶段施行运动疗法，尤其是早期，施行运动功能再学习训练，练习特定的活动，有助于改善神经肌肉控制能力，加快康复速度。

（九）改善内脏器官的功能

对于卧床、坐轮椅或者其他内脏系统疾病的患者，运动疗法是全面治疗的一项重要内容。运动锻炼对心血管系统的直接作用和间接作用均能增加心功能储备，降低心脏突发事件的发生率。对于慢性阻塞性肺疾病，除临床治疗外，运动疗法的呼吸训练、排痰训练、体力增强训练等都能有效地改善心脏、肺脏等器官的功能。

（十）改善全身功能状态

例如，糖尿病是一组以高血糖为特征的代谢性疾病，其并发症后果相当严重。糖尿病足是病史较长的患者易出现的糖尿病并发症，且常伴神经血管系统病变，严重者危及生命。采用运动疗法技术配合其他康复方法可以有效预防糖尿病足的出现。

（十一）提高患者日常活动能力

随着运动疗法的介入和不断推进，患者的病变、功能障碍程度减轻；运动系统、呼吸系统、内分泌系统和循环系统功能会有所改善，日常生活能力得到提高。

运动疗法技术并不是针对某一疾病的疗法，对于不同疾病的不同症状，选用不同的运动疗法技术，是达到康复目的的有效保证。不同的疾病和功能障碍选用的运动治疗方法在不同时期是不一样的，需要随着患者病情的改善不断调整。

第二节　运动康复实用技术应用原则

运动康复技术的基本原则与思路是运动康复实践的指导思想，即在功能障碍基础上的损伤康复原则。损伤康复主要包括下列原则要点：

一、无痛运动原则

这是最重要的实施原则。缓解和消除疼痛是康复治疗的一个重要目标。通常情况下，除关节活动度的练习会存在一定的疼痛外，其他功能练习应在无痛的前提下进行。若出现疼痛，则应减少活动范围或减轻负荷。

二、明确目标原则

针对明确的目标设计计划、实施治疗方案是运动康复的关键。制订康复治疗方案需要有明确的治疗目的，同时突出各时期的治疗重点，帮助康复对象解决最主要的问题，从而为后续的治疗打下基础。例如关节镜术后的早期，主要任务是消炎消肿、维持关节活动范围、防止关节粘连、预防肌肉萎缩。针对这一目的，再制订如理疗、关节松动术、主被动活动、肌力训练等相应的治疗方案。在多次评估的基础上，根据康复对象的恢复情况，及时调整治疗计划，最终实现康复对象整体功能的最佳康复效果。

三、个性化原则

因人而异的原则即个性化原则。不同的个体，其年龄、性别、身体状况、兴趣爱好、基础素质、功能需要等有较大的区别，康复治疗师应根据个体差异性，进行不同种类、不同强度、不同运动量的练习，并根据练习后的不同反应依照上述各项原则及时调整，方能收到良好效果。此外，针对不同的个体，应制订合理而有效的方案。例如运动员和运动爱好者的膝痛主要是慢性劳损，对训练的耐受性较强，需要恢复到无痛跑跳、达到一系列能力标准后，才能重返运动场；而中老年人的膝痛往往是退行性骨关节炎，对训练的耐受性较差，对其训练强度和训练量要严格控制，能够恢复到不影响日常生活就达到基本的康复目标了。

四、循序渐进原则

所有的练习都应循序渐进，从少到多、从易到难。练习的进阶都应根据康复对象现有的功能水平及组织情况决定，避免突然的改变，以保证身体对运动负荷或相关治疗的逐步适应。因此，康复训练应在康复治疗师的指导下科学进行。循序渐进的目的是积累训练效应，建立康复的安全性。

五、长期坚持原则

以功能锻炼为核心的康复治疗需持续一定时间才能获得显著效应，而停止治疗后疗效将逐步消退。以肌力训练为例，通常肌肉体积的增长至少需要 8~10 周，自我感觉力量的增长需要 2~3 周即可有效。但练习停止后，肌肉会因失去运动刺激而退回到原有水平。因此，许多康复治疗需要长期持续，甚至维持终生。

六、主动参加原则

主动的功能锻炼是重要的康复治疗手段，因此需要康复对象和家属的积极配合和主动参与。一方面，通过宣传教育，让康复对象认清自身疾病的发生、发展和治疗过程，了解康复治疗和运动干预的重要性，对战胜疾病、恢复功能充满信心；另一方面，康复对象要具有较强的主观能动性，并且用坚强的意志品质和实际行动去克服来自身体内外的困难，树立战胜疾病的信心。只有不断增强主动意识，才能使参与者达到健身强体、康复和治疗疾病的目的。

七、质量重于数量原则

各种康复训练中，完成动作的质量较数量更为重要。练习中的不同动作是针对练习的目标肌肉和功能设计的，如果不能以正确标准的动作姿势进行，将降低效果，甚至造成新的损伤。因此，在练习初期，掌握标准的动作比盲目地增加次数或负荷更有意义。待动作标准后，再逐渐增加训练次数和提高训练强度。

八、整体性原则

人体的功能是多器官、多组织、多系统综合作用的结果。康复训练需要强调整体性原则，既要重点突出，又要与全身运动相结合。在康复治疗中应紧紧围绕功能障碍，运用整体功能链系统思维，寻找损伤的真正原因。所以，康复治疗不仅是功能障碍与主诉的康复处理，功能障碍根本原因的寻找和处理才是康复治疗的重点。

九、安全性原则

无论是在施行运动疗法技术时还是在训练场地中，都应注意患者的安全，避免发生二次损伤。例如站立行走训练时应有保护，防止跌倒。另外，还要避免尖利锐器放在人多且集中的位置。

十、康复师帮助原则

关爱患者，态度和蔼，声音清晰，语调坚信肯定，这样有利于增进患者治疗的信心，提高治疗效果。对患者应多用关心鼓励的语言，给予具体的帮助，切勿滥用批评、指责。

工作中做好各种记录，及时总结。

十一、场地维护原则

光线充足、整洁，各种器械安放有序，用后归还原位，并随时检查维修。

第三节　运动技术的禁忌证及形式

一、运动技术的禁忌证

运动技术虽属于自然疗法，但不是所有人都适宜。在实施运动技术疗法前，应先判断康复对象的身体状态及病情，排除禁忌证。如果康复对象的身体存在以下问题，是不适合实施运动技术疗法的。

（1）康复对象病情不稳定，处于疾病的急性期或亚急性期。应待康复对象病情稳定后再酌情增加运动干预。

（2）全身情况不佳，处于脏器功能缺失代偿期，或身体衰弱，难以承受训练。

（3）休克、神志不清或明显不合作者。

（4）运动治疗过程中有可能发生严重并发症者，如动脉瘤破裂等。

（5）有大出血倾向，如血友病。

（6）运动器官损伤未行妥善处理者，如骨折未固定牢固时，早期不宜进行运动康复治疗。

（7）患有静脉血栓，运动中有可能脱落者，不宜进行运动。

（8）癌症有明显转移倾向者，剧烈运动有可能加速肿瘤转移。

（9）有剧烈疼痛感，运动后加重者，应先查明疼痛原因，治疗后再酌情考虑运动康复。

二、运动技术的实施形式

运动疗法技术中所应用的基本运动种类为：被动活动、助力活动、主动活动、抗阻活动。

（一）被动活动

被动活动，即治疗师徒手或借助器械对患者进行的治疗活动，患者不做主动活动。某些情况下，也可由患者健侧肢体对瘫痪和无力肢体加以协助，进行被动活动。

多适用于瘫痪或极弱的肢体肌肉，患者不能用自己的力量进行关节活动，只能依靠第三方帮助才能维持运动。

主要用于：预防软组织粘连和挛缩，恢复组织弹性；保持肌肉休息状态时的长度，预防短缩，牵拉缩短的肌肉；刺激肢体神经反射；施加本体感觉刺激，为主动运动发生做准备。

（二）助力活动

助力活动，即在治疗师帮助或借助器械的情况下，患者通过自己主动的肌肉收缩来完成的活动。通常是由治疗师托住患者肢体近端或用滑车重锤悬吊起肢体的远端，消除肢体本身重量和地心引力的影响，使患者进行主动的肢体活动。

多适用于患者肢体肌肉已经开始收缩，但不足以抵抗肢体自身重量或地心引力的吸引。

主要用于：增强肌力，改善身体功能。助力运动是由被动到主动运动之间的一种过渡形式，随着肌力的增加，逐渐减少助力的重量，过渡到主动活动。

（三）主动活动

主动活动，即没有任何外力，患者靠自身肌力主动完成的活动，是运动疗法的主要活动方式。多适用于患者肌力较弱，刚足以抵抗肢体自身重量或地心引力的吸引，但不足以抵抗任何额外的阻力。

主要用于：增强肌力、肌肉耐力和肌肉之间协调性的训练。通过全身主动运动来改善心肺功能和全身状况。

（四）抗阻活动

抗阻活动，即在治疗师徒手或借助器械对人体施加阻力的情况下，患者主动地进行抗阻力的活动。多适用于能够抵抗外界阻力的患者。

主要用于：更快、更有效地增强肌力和肌肉耐力。

第四节　常用器材、设备

运动康复治疗所需要器械与用具较多，大致分为评估器械、训练器械、治疗仪器等几大类。康复治疗师可以根据康复对象的伤病情况、治疗时期、康复目标等灵活选用。

一、评估器械

（一）长度与围度的测量工具

身体长度测量通常使用的工具是软尺，一般精确到0.1 cm。在测量前，应将两侧肢体放在对称的位置上，利用体表的骨性标志来测量肢体的长度，将双侧测量结果进行比较。

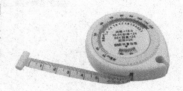

图1-1　医用软尺

身体围度测量通常使用的工具也是软尺。为了发现肢体肌肉是否有萎缩、肥大和肿胀，需要测量肢体的围度，将双侧测量结果进行比较（见图1-1）。

（二）关节活动度测量工具

1. 关节角度尺

关节角度尺是用来测量关节角度和关节活动范围的测量工具，包括移动臂、固定臂和一个中心，长度从7.5~40cm不等。测量时，应根据关节大小来选择适当型号的关节角度尺。在测量过程中，关节角度尺的固定臂应与肢体固定端的长轴相平行，关节中心与关节角度尺的中心对应，关节角度尺的移动臂与肢体运动节段长轴相平行。在肢体运动过程中，角度尺的固定臂与中心保持不动，移动臂随着肢体的移动伴随平行移动，通过关节角度尺移动前后的读数来确定关节活动度（见图1-2）。

2. 关节量角器

关节量角器用来测量关节角度。使用时，将量角器刻度归零后置于需要测量的位置，主动或被动活动关节，保持量角器的位置，在运动终末端，观察表盘刻度，读出数值。

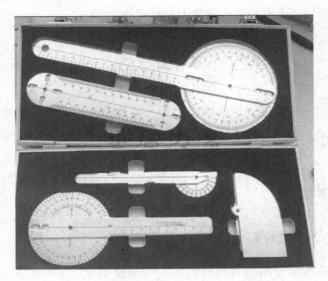

图1-2 关节角度尺

（三）肌肉力量测量

1. 测力器

对于等长肌力的测试，经常会使用握力计、捏力器、背拉力测试计等。要求康复对象在标准姿势下用特定的测力器测定一块或一组肌肉等长收缩所能产生的最大张力。在肌肉收缩过程中产生张力，但不能产生关节运动（见图1-3）。

2. 多关节等速力量测试系统

等速肌力测试系统不仅能进行测试，而且可以评定等长肌力和等张肌力。该设备配有肩、肘、腕、髋、膝、踝等各个关节的专用测

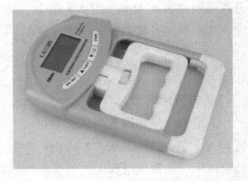

图1-3 测力器

试和训练配件，通过等速肌力测试仪器，可实现等张、等速、向心、离心和被动多种模式下的测试和训练，并得到峰值力矩、单位体重峰值力矩百分比、达到峰值力矩的时间和角度、总做功、最大做功、做功疲劳度、平均功率、加速时间、减速时间、关节活动度、平均峰值力矩、主动肌与拮抗肌的比率等数据，用这些指标来评价相应肌肉的最大力量、肌肉耐力、爆发力等力学特性（见图1-4）。

3. 模拟仿真测试评价系统

模拟仿真测试评价系统为多关节联合动作仿真模拟的测试和训练设备，具备神经

肌肉功能测试、评价和康复训练三种功能。具有高度的灵活性，可满足膝、髋、踝、肘、肩、腕等各大关节的单关节力量测试和训练，其中，三维缆绳和工作模拟配件可提供多关节的功能性负荷测试和训练，并可提供多种运动模式下的力量测试和训练，包括等速、等长、等张、被动、向心和离心等（见图1-5）。

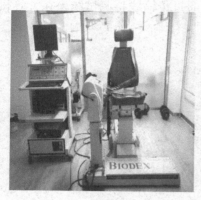
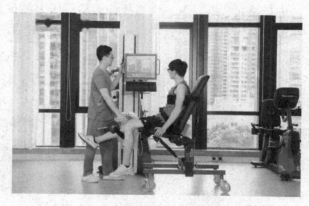

图1-4　多关节等速力量测试系统　　　图1-5　模拟仿真测试评价系统

（四）平衡/本体感觉测试系统

1. 上肢本体感觉测试系统

上肢本体感觉测试系统的基本构成是由传感器网对一个机械手臂上多角度的运动和施加的负荷进行测量。当康复对象与机械手臂进行相互运动时，机械手臂上获得的数据是将每个单一运动转化为电脉冲而得到的，并且把所得到的数据直接传输到计算机。该系统可以在动态或静态模式下进行测试和训练，可用来评估康复对象的上肢神经肌肉控制能力。

2. 下肢本体感觉测试系统

下肢本体感觉测试系统的基本构成是由传感器网对一个复杂的斜板上多角度的运动和施加的负荷进行测量。当康复对象与斜板进行相互运动时，平板通过将每个单一运动转化为电脉冲而得到数据，并且把所得到的数据直接传输到计算机。该系统可以在动态或静态模式下进行测试和训练，可用来评估康复对象的下肢神经肌肉控制和重心控制能力。

3. 动静态平衡测试系统

动静态平衡测试系统可进行平衡能力及下肢本体感觉的测试、评估和训练。同时，该设备还可进行下肢平衡能力静态或动态的测试和训练，提供静态和多种动态测试和训练的难度，适合不同类别的人群，并能提供不同测试标准和游戏模式，适合不同康复对象的需求。

（五）足底压力测试系统

足底压力测试系统具有测试静态和动态足底压力的大小和具体分布状况的功能。该测试系统主要包括一块压力测试板和一套测试系统。康复对象可在压力测试板上，进行站立、走、跑、跳等各种运动，压力测试板通过传输线将测试结果在计算机上显示出来（见图1-6）。

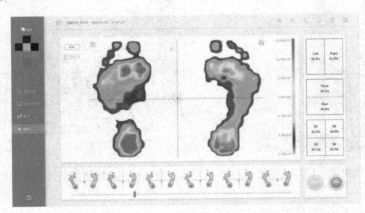

图1-6　足底压力测试系统

（六）感觉功能与神经反射评定工具

康复治疗师在对损伤后肢体的感觉功能以及反射情况进行评估过程中，经常会使用圆头针、棉棒、叩诊锤、音叉、两脚规等工具，目的是给予肢体适当的外界刺激，观察康复对象的感觉或反应，以判断肢体的感觉和神经反射的功能状况（见图1-7）。

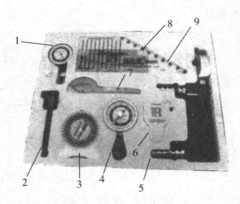

图1-7　感觉功能与神经反射评定工具

1—压痛计　2—触觉测量器　3—关节量角器　4—捏力计　5—握力计
6—圆周尺　7—指关节量角器　8—脊柱侧凸测量计　9—手部伸展测量卡

（七）皮肤表面温度测量仪

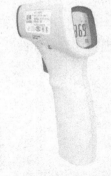

非接触式电子体温计，可用于测量体表温度。使用时，将探头对准需测量的体表部位，距体表 1~2cm，按下测量按钮，测三次数值取平均值（见图 1-8）。

二、训练器械

（一）抗阻训练器械

图 1-8　皮肤表面温度测量仪

1. 弹力带

弹力带的材质为天然乳胶，具有弹性和韧性。在外力的拉动下，长度可以伸展至原本的几倍，并产生回弹力量。在损伤康复中，可以利用这种回弹的力量，辅助练习。同时，弹力带有很多变体，如弹力环、弹力胶管、弹力绳等，并有不同的颜色。一般通过不同的颜色来区分弹力带的强度，通常，颜色越浅，强度越小，如粉色、黄色；颜色越深，强度越大，如蓝色、紫色。弹力带与便携式的拉力器相比较，具有轻便、种类和形态丰富、价格低廉等优势，所以，深受康复治疗师以及健身爱好者的青睐。

弹力带有多种用途。弹力带可以用来进行抗阻力量训练，如弹力带的一端固定于阻力施加部位，而另一端沿着需要对抗阻力的方向固定；弹力带还可以用来矫正姿势，强化神经肌肉控制能力，如做下蹲动作时，将弹力带固定于膝外侧，可矫正膝内扣的错误姿势；弹力带作为一种自由轨迹的抗阻训练器，可以为肢体提供不稳定因素，在对抗阻力过程中，加强对不稳定动作控制的能力。由于弹力带的阻力方向是多向性的，可通过此特性，模仿功能动作，使抗阻运动更加功能化（见图 1-9）。

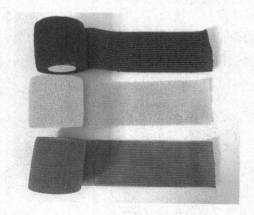

图 1-9　弹力带

2. 药球

药球，也称重力球，是有一定重量和一定弹性的实心球。有些生产商将药球改良增加了手柄，便于手握。

药球可用于增加动作的负荷，由于运动过程中具有惯性，当运动进行至终末端时，需要通过人体发力主动对抗药球运动，限制其速度，这种运动方式可以增强肌肉控制的能力。有些生产商在药球上连接了绳索，改良为强力球或旋风球，可用于回旋练习，绳索长度的增加可以加大身体控制的难度，增强身体对运动控制的能力。此外，因药球具有弹性，也可以利用其反弹的力练习快速伸缩复合力量（见图 1-10）。

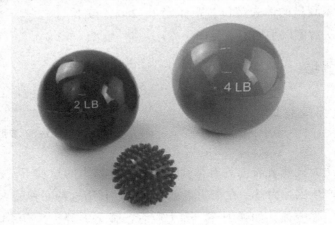

图 1-10　药球

3. 其他

常用的抗阻训练器材还包括哑铃、杠铃、沙袋等，可用来增加肢体运动的负荷。这些器材的特点是，具有一定的重量，无固定的运动轨迹，功能动作可由康复治疗师自行设计，有多种重量形态可供选择，可根据康复对象不同的需求进行多样化选择，使用方式相对自由（见图 1-11）。

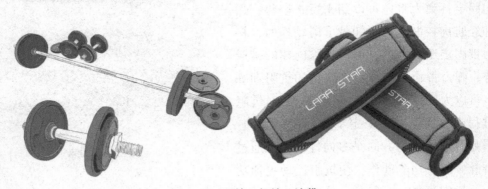

图 1-11　哑铃、杠铃、沙袋

（二）柔韧训练器械

1. 屈髋肌群牵拉设备

此设备可以对屈髋肌群进行牵拉，并通过数字显示，判断肌肉牵拉程度。使用时，一侧下肢置于前侧挡板之前，屈膝且小腿垂直于底板放置；另一侧下肢屈膝，膝关节置于移动垫上的标志处。准备动作完毕，拉动开始拉杆，向后滑动移动垫，对后方下肢的屈髋肌群进行牵拉（见图1-12）。

2. 腘绳肌群牵拉设备

此设备可拉长腘绳肌群，并通过数字显示，判断肌肉牵拉程度。康复对象躺在靠垫上，将需牵拉一侧的下肢抬起放置于牵拉台上，使用下压杆保持足背屈状态；另一侧下肢屈曲，自然下垂，足不离开地面，用手杆控制抬起牵拉侧的下肢（见图1-13）。

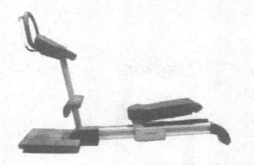 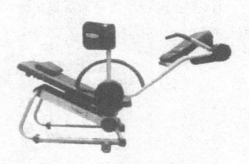

图1-12　屈髋肌群牵拉设备　　　　　　图1-13　腘绳肌群牵拉设备

（三）平衡和本体感觉训练器械

平衡和本体感觉训练器材，即可以为身体提供不稳定支撑的训练器材，包括平衡囊、平衡软垫、平衡板、BOSU球、瑞士球、迷你蹦床等。

平衡气垫由橡胶材质制成，内可充气，呈圆垫形；平衡软垫为TPE材质的方形软垫，施加压力后可迅速回弹；平衡板为圆形木板，下方有圆形支撑物，提供单点支撑；BOSU球一边为半球形气垫，另一边为圆形支撑板，两侧都可以用于支撑练习；瑞士球为充气的弹性球，其表面柔软，可发生滚动，有不同的尺寸，直径从60~100cm不等，练习时可根据个人的不同需求进行选择，为肢体提供不稳定界面；迷你蹦床是中间为用于支撑肢体的强力网布，周边有弹簧与框架相连的小型蹦床。以上器材均用于提供肢体不稳定支撑平面（见图1-14）。

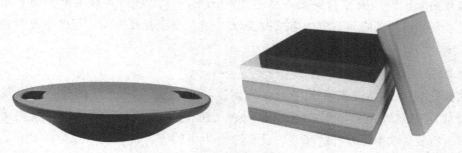

图1-14　平衡和本体感觉训练器械

（四）功能训练器械

1. 悬吊运动训练系统

悬吊运动训练系统是由支撑架和悬吊绳以及其他配件构成的一套训练器材。该系统为康复训练提供了极其不稳的平面，可以有效地激活躯干和肢体肌肉，在闭链的条件下对康复对象的弱链进行测试。此系统通过强化躯干肌及非主导侧肢体的运动能力，加强肌群与神经之间的反馈，统合功能，提高身体在运动中的控制能力（见图1-15）。

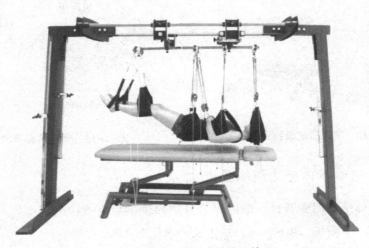

图1-15 悬吊运动训练系统

2. 太空舱康复训练系统

该设备用于减重步行训练。可配合平衡、步态训练等设备，通过减重，尽早练习平衡和步态。该设备包括减重框架、减重束带和扶手。该设备具有气压减重的设计，可允许病人重心有所起伏。减重数量可根据康复对象情况进行精确调节。

3. 多功能水下运动康复系统

该设备用于对术后初期或由于其他原因导致下肢无法正常负重的康复对象进行下肢力量及功能训练。康复对象可在泳池内利用水的浮力进行各种下肢力量训练。此外，该设备还可根据康复对象的需求改变水温和水流速度及方向，帮助康复对象达到最佳训练效果（见图1-16）。

4. 踏板

踏板是有一定高度支撑的平板，其高度可以根据需求进行调整。在康复治疗中，通常使用踏板进行下肢功能训练。通过蹬上和迈下，纠正动作，强化动作记忆，解决康复对象上下楼梯的障碍。反复蹬上迈下的练习，以及增加上肢动作，可以增强下肢肌肉力量，增强肢体的协调能力（见图1-17）。

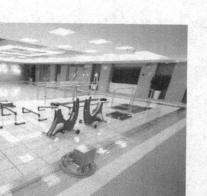

图 1-16　多功能水下运动康复系统

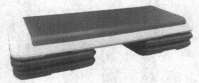

图 1-17　踏板

（五）肌肉放松器材

当肌肉过于紧张时，康复对象需要学会自我放松，可选用的用具有泡沫轴、网球、按摩棒、按摩球等。

1. 泡沫轴

泡沫轴又称瑜伽柱，呈圆柱形，材质为 EVA，质量轻，有缓冲弹性，有一定的硬度。在康复治疗中，通常用它来放松肌肉。使用时，将目标肌肉置于泡沫轴上方，且肌肉走向垂直于泡沫轴的长轴。身体摆放成易于移动且可以将身体重力压在泡沫轴上的姿势。通过控制肢体的运动，使目标肌肉沿肌肉长轴方向在泡沫轴上反复滚动，从而达到放松肌肉的目的（见图 1-18）。

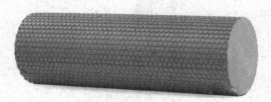

图 1-18　泡沫轴

2. 按摩棒

按摩棒是肌肉放松的工具，康复对象可以自己对肌肉进行放松，也可以在他人的帮助下放松。手握按摩棒的两端，垂直于肌肉的长轴放置，施加垂直于肌肉的压力，沿着肌肉长轴方向推动（见图 1-19）。

3. 斜板

通常为可调节角度的斜板，康复对象可以根据需要，将前脚掌置于斜板上，脚跟低于脚掌，重心下降，牵拉小腿三头肌，以维持其肌肉弹性和力量。斜板多用于运动训练后放松及伤病预防（见图 1-20）。

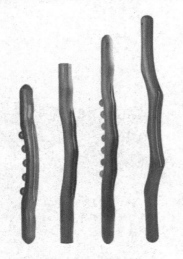 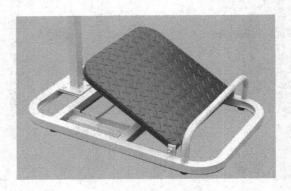

图 1-19　按摩棒　　　　　　　　图 1-20　斜板

4. 电动肌肉振动仪（DMS）

电动肌肉振动仪主要通过高速震动目标肌肉达到放松或激活肌肉，促进软组织损伤康复的目的。康复对象在接受治疗时，需要摘除身上携带的金属物品，但无须脱去任何衣物。康复治疗师在使用时，应在治疗部位垫上一块柔软的干毛巾，且应避免在脊柱区域及突出的骨性结构附近使用（见图 1-21）。

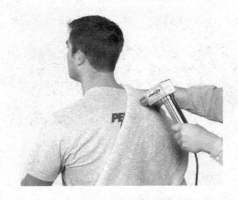

图 1-21　电动肌肉振动仪（DMS）

三、治疗仪器

（一）超声波治疗仪

超声波治疗仪多采用逆压电效应的原理发射超声波。在一定剂量内，超声波对周围神经的作用是使神经兴奋性增强，传导速度加快，减轻神经的炎症反应，促进神经损伤愈合，提高痛阈，减轻疼痛；可提升皮肤血管的通透性，使皮肤轻微充血；可以使肌肉松弛，改善结缔组织伸展性，刺激结缔组织增生；促进骨痂生成（见图1-22）。

（二）激光治疗仪

激光治疗仪可发出激光，在康复治疗中，常用的是低强度激光。低强度激光作用于生物体后，不会引起生物组织不可逆损伤，但会引起一系列的生理生化改变，调节机体功能达到治病效果。在周围神经损伤后，如果神经细胞完好，用He-Ne激光照射可以促进神经再生。此外，He-Ne激光照射还可刺激骨痂部位血管新生，加速骨的形成（见图1-23）。

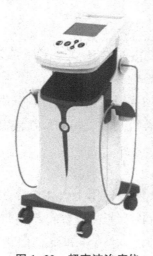 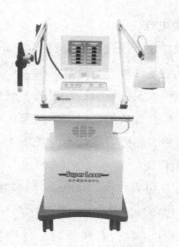

图1-22　超声波治疗仪　　　　　　图1-23　激光治疗仪

（三）电疗仪器

1. 神经肌肉电刺激治疗仪

此仪器可发出低频脉冲电流刺激神经或肌肉使其收缩，可以用来恢复康复对象的运动功能。该仪器主要用以刺激失神经肌、痉挛肌和平滑肌，也可用于治疗废用性肌萎缩。对于失神经肌，可延迟肌肉的萎缩，防止肌肉大量失水和发生电解质、酶系统和收缩物质的破坏，保留肌肉结缔组织的正常功能，抑制肌肉的纤维化。对于痉挛肌，电刺激痉挛肌的目的主要是兴奋其中的感受器，使其产生痉挛肌的抑制，并兴奋长久不活动的拮抗肌（见图1-24）。

2. 经皮神经电刺激治疗仪

经皮神经电刺激治疗仪可发出低频脉冲电流，经过皮肤输入人体用于治疗急、慢性疼痛。这种治疗方法叫作经皮电刺激神经疗法（TENS），其主要作用是镇痛，常用于软组织损伤、神经痛和手术后的止痛（见图1-25）。

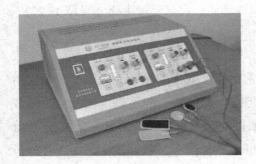 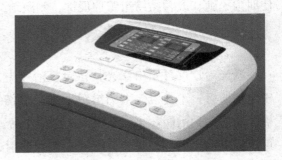

图1-24　神经肌肉电刺激治疗仪　　　　图1-25　经皮神经电刺激治疗仪

3. 超短波电疗仪

超短波电疗仪可通过发出波长1~10m、频率30~300MHz的高频正弦交流电，产生高频电场。其电场的特点是渗透性强，可以降低感觉神经的兴奋性，抑制传导；适当剂量可增强组织代谢，使酶活性提高，氧化过程加强，促进细胞有丝分裂、肉芽及纤维结缔组织增生，加快损伤组织的修复；可以显著抗炎，改善局部血液循环，增强毛细血管的通透性，增强吞噬功能（见图1-26）。

4. 微波电疗仪

微波电疗仪可发出1~1000mm的高频正弦交流电作用于人体治疗疾病；可以促进血液循环，促进水肿的吸收和炎症产物、致痛物质等的排除；小剂量可以增强神经系统的兴奋性，中、大剂量可以加强抑制过程，有镇痛和降低肌肉张力的作用（见图1-27）。

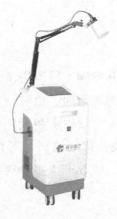 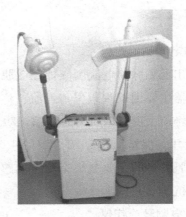

图1-26　超短波电疗仪　　　　图1-27　微波电疗仪

（四）电磁疗法

电磁治疗仪是利用电流产生磁场的治疗仪。磁疗使用电磁治疗仪进行，具有明显且迅速的止痛作用，对创伤性疼痛、神经性疼痛、炎性疼痛等都有较好的镇痛效果。此外，磁场具有消炎的作用，有利于促进血管扩张，加速血液循环，有利于炎症渗出物的吸收和消散，能够消除肿胀。磁场还有防止瘢痕形成和软化瘢痕的作用。因此，磁疗对于急性炎症、亚急性炎症和慢性炎症都有良好的治疗作用（见图1-28）。

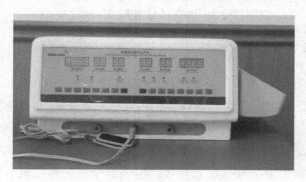

图1-28　电磁疗法

（五）热敷袋

热敷袋是利用布袋中的物质加热后散发出的热量和水蒸气作用于治疗部位治疗疾病的一种器材。热敷袋使用方便，应用广泛。温热在一定程度上可以增强细胞的代谢率；热刺激可以促进皮肤血管扩张，软化瘢痕，改善皮肤功能；热刺激还可以使正常的肌肉从疲劳中迅速恢复，通过抑制疼痛来缓解肌肉的紧张和痉挛（见图1-29）。

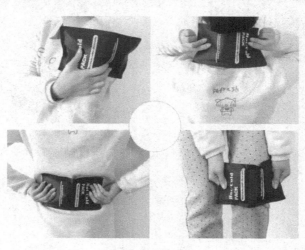

图1-29　热敷袋

（六）冰袋

冰袋为冷疗常用的器材。冰袋有很多种，第一类为特制的密封空袋，内容物自行填充，填充物以冰水混合物为宜。这种冰袋便于随身携带。第二类为有化学填充物的冰袋，需要提前冷冻，再行使用，这种冰袋便于在诊所使用。第三类为便携式的冰袋，通过化学物的混合，可以迅速降低温度，这种冰袋便于在急性处理中使用。冰敷在受伤即刻或进行康复训练后使用，用来降低炎症反应、消肿止痛，每次冰敷时间为 10~20min，受伤后 24~48h 内都可使用，两次冰敷相隔 2~3h（见图 1-30）。

（七）体外冲击波治疗仪

体外冲击波治疗仪通过体外聚焦作用于治疗部位。冲击波可对人体造成物理冲击，刺激生长激素的释放，使微血管新生，进而达到组织再生和修复的目的。冲击波具有物理机械作用，对松解组织中粘连有良好效果。此外，冲击波对神经末梢有封闭作用，因此具有止痛功能。该方法具有非侵入性、组织损伤小、疗效显著等优点，对于肌腱筋膜病变和骨折不愈合有良好疗效。但该治疗对患处的刺激强度较大，使用该仪器时，治疗剂量需要严格控制（见图 1-31）。

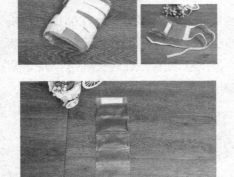

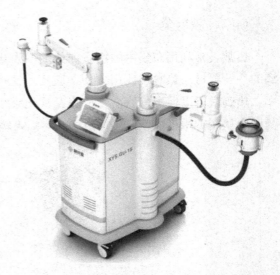

图 1-30　冰袋　　　　　　　　图 1-31　体外冲击波治疗仪

第二章
关节活动范围训练技术

关节活动范围训练技术是运动康复治疗的基本技术，是针对骨骼肌肉系统的关节活动功能障碍而实施的治疗方法。本章从关节活动范围功能障碍的原因入手，介绍了关节活动范围训练的概念、分类、注意事项等，并分别阐述了上肢、下肢和躯干的各关节活动范围训练的具体操作方法，使学生通过具体操作方法的学习和实践，理解和掌握关节活动范围训练的应用思路及操作方法。

第一节　概述

一、关节活动范围训练的定义

关节活动范围训练是指利用各种主动或被动运动的方法，以达到维持和恢复关节活动功能的治疗技术，即关节活动技术。其目的是维持现有的关节活动范围或改善已受限的关节活动度，起到防止关节的挛缩、畸形现象的发生，增强关节本体感觉意识，维持肌肉的伸展性和增强血液循环的作用。

关节活动范围的维持与改善可以利用徒手或器械，通过良姿位摆放、体位转换、被动活动、牵拉、主动活动、关节松动术等形式实现。

二、关节活动范围训练的分类

（一）良姿位与体位转换

良姿位的摆放是预防出现关节活动度受限、有效维持和改善关节活动范围的一个重要手段，特别是对于有严重功能障碍的长期卧床患者意义重大。例如脊髓损伤截瘫患者或脑卒中偏瘫患者，由于卧床时间较多，制动的影响和中枢性瘫痪的恢复规律，四肢关节可能会因肌张力增高至痉挛而出现异常保持痉挛肌群的收缩，从而影响关节活动范围。因此，患侧卧位、健侧卧位、仰卧位的摆放各有不同特点，根据患者疾病和损伤情况，选择正确的良姿位，有利于抑制痉挛，预防关节活动范围受限。而且，不同的良姿位需要交替进行，每1~2h进行一次体位转换，否则，容易过度强化特定模式或引起压疮等并发症。

各关节易出现挛缩的关节位置如下：髋关节屈曲、外旋，膝关节屈曲或伸展，踝关节跖屈、内翻，肩关节内收、内旋，肘关节屈曲或伸直，腕关节屈曲、尺偏，掌指关节伸展。因此，良姿位摆放时应该结合制动原因进行恰当的体位设计。

（二）被动活动

被动活动是利用被动运动形式实现维持和改善关节活动范围的方法，包括以下形式：

1. 利用手法

患者处于舒适、放松的体位，治疗师双手抓握患者肢体，原则上一手固定近端，另一手活动远端，保持力量适度，动作缓慢、均匀，在无痛范围内完成最大限度的关节活动。主要包括四肢及骨盆带、肩胛带的被动活动。

2. 利用器械

（1）CPM（Continuous Passive Movement）：是一组针对不同关节进行持续被动运动的仪器，可以设定和调节活动角度、保持时间等参数，适用于下肢髋、膝关节和上肢肩、肘关节等术后。

（2）交替滑轮（Reciprocal Pulley）：通常由一个滑轮和一根绳子组成，由肌肉力量较强的一侧帮助力量较弱的一侧运动，促进肢体的交替运动。

（3）棍棒操：双手握持棍棒，健侧辅助患侧，用于上肢，可完成肩关节屈曲、水平内收外展、内外旋，肘关节屈曲、伸展，前臂旋前、旋后等活动。

3. 利用体位

针对关节受限情况选择不同体位，减少或避免关节活动受限的问题。例如躯干屈曲短缩，可利用俯卧位或结合不同高度的躯干楔形垫支撑改善躯干伸展受限；跟腱短缩，可利用硬质楔形垫保持踝关节跖屈位，利用自身体重被动牵拉放松小腿肌肉。

（三）牵拉

牵拉肌肉的目的是增加柔韧性，改善关节活动范围，可通过手法被动牵拉或自我牵拉来实现。牵拉时外力施加的"3S原则"：缓慢（Slowly）牵拉至关节活动范围末端；牵拉（Stretch）；保持（Sustain）10~15s，至少重复10次。

（四）主动活动

主动活动的目的是维持和促进主动活动范围，同时增加肌力，尤其是3级以下的肌力，保持肌肉协调工作的正常运动模式。当受累组织允许开始肌肉收缩或牵拉时可以开始进行主动活动，如果肌肉力量太弱，也可以通过主动助力运动实现。

除了利用自身肢体重量进行主动活动，还可以利用悬吊系统进行主动训练。通常悬吊系统由悬吊绳、S 钩、网架和滑轮等组成，根据训练目的不同而变化悬吊方式。常见单轴悬吊和多轴悬吊两种基本形式。单轴悬吊是指所有悬吊绳都固定在同一点上，可实现促进全范围的关节活动范围训练。垂直悬吊则是悬吊绳垂直通过肢体的重心，运动范围小，因此，经常用于疼痛比较明显的情况。改变悬挂点位置可以增加或降低主动活动的操作难度。

（五）关节松动术

关节松动术是通过徒手的被动运动，利用较大的振幅、低速度的手法，改善关节活动障碍的治疗方法。

第二节　关节活动技术操作方法

一、主动活动

关节的主动活动是改善和维持由于损伤或疾病导致的活动范围受限的常用方法。各关节的主动活动方式及范围如下。

（一）肩关节的主动运动

1. 肩关节屈曲

体位：取坐位、立位、仰卧位、侧卧位，肩关节无外展、内收、旋转，保持前臂中立位，手掌朝向体侧。

运动范围：$0° \sim 180°$。

运动方式：沿冠状轴在矢状面，上肢向前上方运动。固定肩胛骨，防止出现代偿运动。

代偿运动：躯干伸展，肩关节外展。

2. 肩关节伸展

体位：取坐位、立位、侧卧位，肩关节无外展、内收、旋转，保持前臂中立位，手掌朝向体侧。

运动范围：$0° \sim 60°$。

运动方式：在矢状面，上肢向后上方运动，固定肩胛骨，防止代偿运动。

代偿运动：肩胛骨前倾、上抬、外展。

3. 肩关节外展

体位：取坐位，肩关节中立位，外展到90°时掌心向上，使肱骨充分外旋。

运动范围：0°~180°。

运动方式：沿矢状轴运动，固定肩胛骨。

代偿运动：肩胛骨上抬（耸肩），肩关节外旋、屈曲，躯干向对侧屈曲。

4. 肩关节内收

体位：取坐位，肩关节屈曲、伸展均呈0°位，肱骨充分外旋。

运动范围：当肩关节处于20°~45°屈曲位，上肢做内收运动时运动范围0°~45°。

运动方式：沿矢状轴运动，应固定肩胛骨。

5. 肩关节内旋

体位：取坐位、仰卧、俯卧位。肩关节外展90°，肘屈曲90°，前臂旋前并与地面平行。

运动范围：0°~70°。

运动方式：前臂在矢状面向下肢的方向运动。固定肱骨远端，防止肩胛骨上抬和外展。

代偿运动：躯干屈曲，肘关节伸展，肩胛骨上抬、外展。

6. 肩关节外旋

体位：取坐位、仰卧、俯卧位。肩关节外展90°，肘屈曲90°，前臂旋前并与地面平行。

运动范围：0°~90°。

运动方式：前臂在矢状面上沿冠状轴向头部方向运动，注意固定肩胛骨。

代偿运动：躯干屈曲，肘关节伸展，肩胛骨下撤、内收。

7. 水平外展

体位：取坐位，肩关节屈曲90°。

运动范围：0°~90°。

运动方式：肱骨沿垂直轴在水平面上向后移动。

代偿运动：躯干旋转或屈曲。

8. 水平内收

体位：取坐位，肩关节屈曲90°。

运动范围：0°~45°。

运动方式：上肢沿垂直轴在水平面上做过中线运动。

代偿运动：躯干旋转。

（二）肘关节

1. 屈曲

体位：取坐位或仰卧位，上肢紧靠躯干，肘关节伸展，前臂中立位。

运动范围：0°~150°。

运动方式：在矢状面上前臂沿冠状轴向前做接近肱骨方向的运动。

代偿运动：肩关节屈曲。

2. 伸展

体位：取坐位，上肢紧靠躯干，肘关节伸展，前臂中立位。

运动范围：0°。

运动方式：在矢状面上前臂沿冠状轴向后做远离肱骨方向的运动。

代偿运动：肩关节伸展。

3. 旋前

体位：取坐位，上臂紧靠躯干，屈肘90°，前臂中立位。

运动范围：0°~80°。

运动方式：在水平面上，以垂直轴为轴，进行拇指向内侧、手掌向下的运动，上臂紧靠躯干，防止肩关节代偿。

代偿运动：肩关节外展、内旋。

4. 旋后

体位：取坐位，上臂紧靠躯干，屈肘，前臂中立位。

运动范围：0°~80°。

运动方式：在水平面上，以垂直轴为轴，进行拇指向外侧、手掌向上运动。

代偿运动：肩关节内收和外旋。

5. 复合动作

旋前或旋后位下的屈曲或伸展，屈曲或伸直位下的旋前或旋后。

（三）腕关节

1. 屈曲

体位：取坐位，肘关节屈曲90°，前臂尺侧置于桌面上，手指轻度伸展。腕关节不得出现桡偏、尺偏及手指屈曲，以免影响腕关节的活动。

运动范围：0°~80°。

运动方式：手掌在矢状面上沿冠状轴向前臂屈侧靠近。

代偿运动：腕关节桡偏或尺偏。

2. 伸展

体位：取坐位，肘关节屈曲90°，前臂尺侧置于桌面上，手指轻度伸展。腕关节不得出现桡偏、尺偏及手指屈曲，以免影响腕关节的活动。

运动范围：0°~70°。

运动方式：手掌在矢状面上沿冠状轴向前臂伸侧靠近。

代偿运动：腕关节桡偏或尺偏。

3. 桡偏

体位：取坐位，掌心向下置于桌面上，手指轻度伸展。

运动范围：0°~25°。

运动方式：手掌冠状面沿矢状轴运动，向桡侧屈曲。

代偿运动：腕关节伸展。

4. 尺偏

体位：取坐位，掌心向下置于桌面上，手指轻度伸展。

运动范围：0°~30°。

运动方式：手掌在冠状面沿矢状轴运动，向尺侧屈曲。

代偿运动：腕关节屈曲。

（四）拇指腕掌关节

1. 拇指腕掌关节的屈曲

体位：取坐位，前臂和手放在桌面上，呈中立位。

运动范围：0°~15°。

运动方式：拇指在冠状面，贴近手掌划过。

2. 拇指腕掌关节的外展

体位：取坐位，前臂和手放在桌面上，呈中立位。

运动范围：0°~70°。

运动方式：拇指在矢状面，远离手掌方向运动。

（五）手指

包括掌指关节、近端指间关节、远端指间关节。

1. 屈曲

体位：取坐位，腕关节中立位，前臂放在桌面上。

运动范围：0°~90°。

运动方式：矢状面运动，向手掌方向。

2. 伸展

体位：取坐位，腕关节中立位，前臂放在桌面上，手指无内收、外展。

运动范围：0°~45°。

运动方式：矢状面运动，远离手掌方向。

（六）髋关节

1. 屈曲

体位：取仰卧位，躯干无侧弯，髋关节无内收、外展、内旋、外旋。

运动范围：0°~125°。

运动方式：沿冠状轴的矢状面运动，先完成抬高下肢，膝关节屈曲。

代偿运动：腰椎屈曲，注意固定骨盆，防止躯干的代偿运动。

2. 伸展

体位：取俯卧位，躯干无侧弯，髋关节无内收、外展、内旋、外旋，膝关节伸展位。

运动范围：0°~30°。

运动方式：沿冠状轴的矢状面运动，髋关节向背侧后伸。

代偿运动：腰椎伸展，注意固定骨盆，防止出现前倾和旋转。

3. 外展

体位：取仰卧位，髋关节无屈曲、伸展、旋转，膝关节伸展位。

运动范围：0°~45°。

运动方式：沿矢状轴做冠状面运动，下肢远离对侧肢体。

代偿运动：髋关节外旋。

4. 内收

体位：取仰卧位，髋关节无屈曲、伸展、旋转，膝关节伸展位。

运动范围：0°~30°。

运动方式：沿矢状轴做冠状面运动，下肢做过中线动作。

代偿运动：髋关节内旋。

5. 内旋

体位：取坐位，髋关节屈曲90°，无外展、内收；膝关节屈曲90°。将毛巾卷成筒状，置于股骨远端。双手固定于诊查床边缘。

运动范围：0°~45°。

运动方式：小腿在水平面沿垂直轴运动，做远离中线动作。

代偿运动：髋关节内收。

6. 外旋

体位：取坐位，髋关节屈曲90°，无外展、内收；膝关节屈曲90°置于诊查床边缘。将毛巾卷成筒状，置于股骨远端。双手固定于诊查床边缘。

运动范围：0°～45°。

运动方式：小腿在水平面沿垂直轴运动，做过中线动作。

代偿运动：髋关节外展。

（七）膝关节屈曲与伸展

体位：取仰卧位，髋关节屈曲同时膝关节屈曲，伸展髋、膝关节回到中立位。也可以俯卧位，单独完成膝关节屈伸的主动活动。

运动范围：0°～135°。

运动方式：沿冠状轴做矢状面运动。

（八）踝关节

1. 背屈

体位：取坐位，膝关节屈曲90°，踝关节中立位，无内翻及外翻。

运动范围：0°～20°。

运动方式：沿冠状轴在矢状面上完成足尖从中立位靠近小腿的动作，注意膝、髋关节的代偿运动。

2. 跖屈

体位：取坐位或站立位，膝关节屈曲90°，踝关节中立位，无内翻及外翻。

运动范围：0°～50°。

运动方式：在矢状面上完成足尖从中立位向足底方向的运动。

3. 内翻

体位：取坐位，膝关节屈曲90°，髋关节无内收、外展及旋转。

运动范围：0°～35°。

运动方式：冠状面运动，即踝关节的外旋、内收、跖屈的复合运动。

4. 外翻

体位：取坐位，膝关节90°屈曲，髋关节无内收、外展及旋转。

运动范围：0°～15°。

运动方式：组成踝的诸关节共同完成的内旋、外展、背屈的组合运动。

二、被动活动

治疗师用徒手操作的方法，促进关节活动范围的增加，在操作过程中，注意观察被动运动的范围，体会运动终末感。

（一）肩关节的被动运动

1. 肩关节屈曲

患者取仰卧位，治疗师一手握住肘关节近端，另一手握住腕关节，缓慢沿矢状面活动，完成全范围的肩关节被动屈曲。若关节活动范围受限，在关节活动末端加压，停留 6~10s 再继续，每个方向重复 10 次为 1 组，被动活动 3 组，注意固定肩胛骨。

运动终末感：结缔组织抵抗感，由喙肱韧带后束、关节囊后部、小圆肌、大圆肌以及冈下肌紧张所致（见图 2-1）。

2. 肩关节伸展

患者取侧卧位，屈髋屈膝保持躯干稳定。治疗师一手握住肘关节近端，另一手握住腕关节，缓慢沿矢状面活动，完成全范围的肩关节被动伸展。若关节活动范围受限，在关节活动末端加压，停留 6~10s 再继续，每个方向重复 10 次为 1 组，被动活动 3 组，注意固定肩胛骨。

运动终末感：结缔组织抵抗，由喙肱韧带的前部、关节囊前部紧张所致（见图 2-2）。

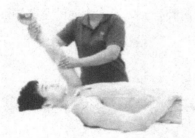
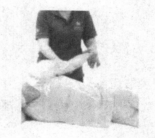

图 2-1　肩关节屈曲的被动活动　　图 2-2　肩关节伸展的被动活动

3. 肩关节外展

患者取仰卧位，治疗师一手握住肘关节近端，另一手握住腕关节，缓慢沿冠状面活动，当外展至 90° 时要充分外旋，完成全范围的肩关节被动外展。

运动终末感：结缔组织抵抗，由喙肱韧带的中部与下部纤维、关节囊的下部、背阔肌、胸大肌紧张所致（见图 2-3）。

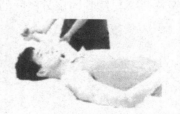

图 2-3　肩关节外展的被动活动

4. 肩关节内旋、外旋

患者取仰卧位,外展90°,肘关节屈曲90°,一手握住腕关节,另一手在肘关节支撑,以肘关节为轴,将前臂向上下方向转动,完成全范围的肩关节被动旋转。

肩关节内旋运动终末感:结缔组织抵抗,由关节囊的后部,冈下肌、小圆肌紧张所致。

肩关节外旋运动终末感:结缔组织抵抗,由喙肱韧带,关节囊的前部、肩胛下肌、胸大肌、背阔肌、大圆肌紧张所致(见图2-4、图2-5)。

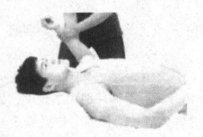 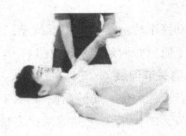

图2-4 肩关节外旋的被动活动   图2-5 肩关节内旋的被动活动

5. 肩胛骨的被动活动

患者取侧卧位,治疗师站于患者前方,一手固定在肩胛冈上,另一手从腋下绕过,固定住肩胛下角,两手一起用力活动肩胛骨,完成各方向的全范围活动。

(二)肘关节的被动活动

1. 肘关节屈曲

患者取仰卧位或坐位,治疗师一手握持固定肱骨,另一手握前臂远端,完成全范围的肘关节活动。

运动终末感:软组织抵抗,由前臂肌腹与肱骨肌腹接触所致;或结缔组织抵抗,由关节囊后部和肱三头肌紧张所致;或骨抵抗,由尺骨的冠突与肱骨的冠突窝以及桡骨头与肱骨的桡骨窝间的接触所致(见图2-6)。

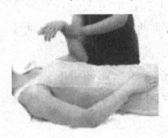

图2-6 肘关节屈曲的被动活动

2. 肘关节伸展

同屈曲，方向相反。

运动终末感：骨抵抗，由尺骨鹰嘴与肱骨的鹰嘴窝接触所致；或结缔组织抵抗：关节囊前部、侧副韧带、肱二头肌、肱肌紧张所致。

3. 前臂联合关节旋前

患者取仰卧位或坐位，治疗师两手交握前臂远端，利用身体姿势旋转，带动完成全范围的旋前活动。可屈肘位或伸肘位完成。

运动终末感：骨抵抗，由桡骨与尺骨的接触所致；或结缔组织抵抗，由远端尺桡关节背侧的尺桡韧带、骨间膜、旋后肌、肱二头肌紧张所致（见图2-7）。

4. 前臂联合关节旋后

同旋前，方向相反。

运动终末感：结缔组织抵抗，由远端尺桡关节掌侧的尺桡韧带、骨间膜、旋前圆肌、旋前方肌紧张所致（见图2-8）。

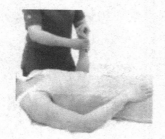 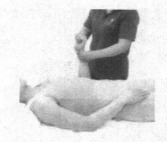

图 2-7　前臂旋前的被动活动　　　图 2-8　前臂旋后的被动活动

（三）腕关节的被动活动

患者取坐位或仰卧位，上肢在治疗桌上良好支撑，治疗师两手分别持握腕关节近端和远端，向各方向完成腕关节屈曲、伸展、尺偏、桡偏的全范围活动，注意体会运动终末感。

1. 屈曲运动终末感

结缔组织抵抗，由背侧、桡侧腕韧带和背侧关节囊紧张所致（见图2-9）。

2. 伸展运动终末感

结缔组织抵抗，由桡腕掌侧韧带和掌侧关节囊紧张所致。

图 2-9　腕关节屈曲的被动活动

3. 尺偏运动终末感

结缔组织抵抗，由桡侧副韧带与关节囊的桡侧紧张所致（见图2-10）。

4. 桡偏运动终末感

骨抵抗，由桡骨茎突与舟状骨接触所致；结缔组织抵抗，由腕尺侧副韧带、关节囊尺侧紧张所致（见图2-11）。

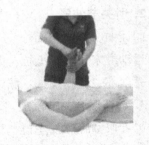

图2-10 腕关节尺偏的被动活动

5. 腕掌关节屈曲运动终末感

结缔组织抵抗，由关节囊背侧、拇短伸肌、拇短展肌紧张所致。

6. 腕掌关节外展运动终末感

拇指与示指的深筋膜和皮肤的紧张所致；或拇收肌、骨间肌紧张而产生的结缔组织抵抗。

7. 手指屈曲运动终末感

因指骨与掌骨的接触而产生的骨抵抗，或关节囊背侧和侧副韧带紧张而产生的结缔组织抵抗（见图2-12）。

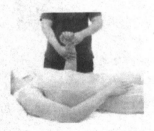

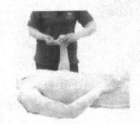

图2-11 腕关节桡偏的
被动活动

图2-12 手指关节屈曲的
被动活动

8. 手指伸展的运动终末感

因关节囊掌侧和拇短屈肌紧张而产生的结缔组织抵抗（见图2-13）。

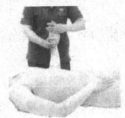

图2-13 手指关节伸展的
被动活动

（四）髋关节的被动活动

1. 髋关节屈曲

患者仰卧位，下肢伸展，治疗师一手托住足跟，另一手托住患者的腘窝，进行髋、膝关节同时被动屈曲。

运动终末感：大腿前群肌肉与下腹部接触产生的软组织抵抗（见图2-14）。

2. 髋关节伸展

患者取侧卧位，下方的下肢屈髋屈膝，以维持躯干稳定。治疗师一手托着患者治疗侧下肢股骨远端，另一手置于同侧的髂前上棘，将下肢向后方抬起，当骨盆出现前倾时即为运动终末。

运动终末感：关节囊前部、髂股韧带、耻骨韧带的紧张产生的结缔组织抵抗。也会因髂腰肌、缝匠肌、股肌、阔筋膜张肌、长收肌等髋关节屈肌的紧张产生结缔组织抵抗（见图2-15）。

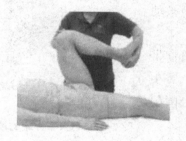 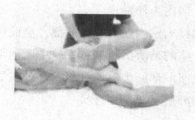

图 2-14 髋关节屈曲的被动活动　　　　图 2-15 髋关节伸展的被动活动

3. 髋关节外展

患者取仰卧位，下肢伸展，治疗师一手固定骨盆，另一手托住患者的膝部，做髋关节外展。

运动终末感：因关节囊内侧、耻骨韧带、髂股韧带下束紧张而产生的结缔组织抵抗，大收肌、短收肌、耻骨肌、股薄肌的紧张也会限制关节的活动。注意防止髋关节外旋，当下肢向侧方移动，骨盆出现向侧方倾斜和脊柱侧屈时，即为运动终末（见图2-16）。

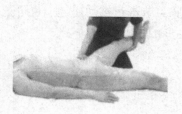

图 2-16 髋关节外展的被动活动

4. 内收

患者取仰卧位，下肢伸展，治疗师一手固定骨盆，另一手托住患者的膝部，做髋关节内收。

运动终末感：因关节囊外侧和髂股韧带上束的紧张而产生的结缔组织抵抗。臀中肌、臀小肌及阔筋膜张肌的紧张也是限制髋关节内收的因素。当骨盆出现侧方倾斜时即为运动终末。

5. 内旋

患者取仰卧位，下肢屈髋 90°，屈膝 90°，治疗师一手固定膝关节，另一手握住足跟，做髋关节被动旋转，其中足向外为内旋。

运动终末感：因关节囊后部和坐骨韧带的紧张而产生的结缔组织抵抗。闭孔外肌、闭孔内肌、上肝肌、下子肌、股方肌、臀中肌后部纤维、臀大肌的紧张也会限制髋关节的内旋。当髋关节内旋出现脊柱侧屈时即达到运动终末（见图 2-17）。

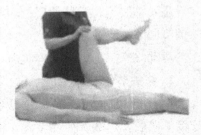

图 2-17 髋关节内旋的被动活动

6. 外旋

患者取仰卧位，下肢屈髋 90°，屈膝 90°，治疗师一手固定膝关节，另一手握住足跟，做髋关节被动旋转，足向内为外旋。

运动终末感：因关节囊前部、髂股韧带、骨韧带紧张而产生的结缔组织抵抗。臀中肌前部纤维、臀小肌、大收肌前部纤维、长收肌、耻骨肌紧张也会限制髋关节的外旋（见图 2-18）。

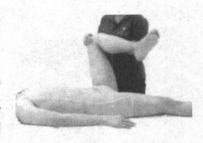

图 2-18 髋关节外旋的被动活动

（五）膝关节的被动活动

患者取侧卧位或俯卧位，治疗师近端手固定患者膝关节，远端手托住足踝部带动膝关节进行被动屈伸。也可选仰卧位在髋关节被动屈伸的同时完成膝关节屈伸被动活动（见图 2-19）。

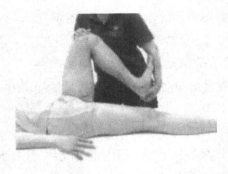

图 2-19 膝关节屈曲的被动活动

（六）踝关节的被动活动

患者取仰卧位，髋膝关节伸展。治疗师一手握踝关节近端，另一手抓握脚掌部完成背屈、跖屈、内翻、外翻等动作。

1. 背屈运动终末感

因关节囊后部、跟腱、三角韧带胫跟部、后距腓韧带、距跟骨间韧带的紧张而产生的结缔组织抵抗（见图2-20）。

2. 跖屈运动终末感

因关节囊前面、三角韧带前部、距腓前韧带、胫骨前肌、拇长伸肌的紧张而产生的结缔组织抵抗或因距骨后结节与胫骨后缘的接触而产生的骨抵抗。

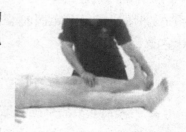

图2-20　踝关节背屈的被动活动

3. 内翻运动终末感

因关节囊，前、后距腓韧带，跟腓韧带，前、后侧的距跟韧带、跟骰背侧韧带，背侧距舟韧带，分歧韧带，骰舟背侧韧带和楔舟、楔间、跟骰、跗跖关节的背侧，底侧骨间的各种韧带，腓骨长肌，腓骨短肌的紧张造成的结缔组织抵抗。

4. 外翻运动终末感

跟骨与距骨之间的接触产生的骨抵抗，或因关节囊、三角韧带、内侧距跟韧带、底侧跟舟韧带，跟骰韧带，背侧跟舟韧带，分歧韧带内侧束，骰舟、楔间、楔骰各关节背侧、底侧、骨间各韧带及胫骨肌紧张产生的结缔组织抵抗。

三、牵拉技术

牵拉技术的目的是维持和改善关节活动范围，增加肌肉的柔韧性，训练后牵拉有利于减轻肌肉疲劳，预防肌肉损伤。牵拉开始之前应向被牵拉者说明牵拉方法、步骤及注意事项，取得配合。根据治疗目标确定牵拉方法，选择舒适放松的体位，牵拉过程需遵循3S原则，即缓慢（Slowly）、牵拉（Stretch）、保持（Sustain）。

从广义来说，牵拉可分为被动牵拉和自我牵拉。被动牵拉是由操作者操作完成的运动。因为在牵拉过程中操作者不能感觉到被牵拉者的感受，可能会过度牵拉肌肉，所以操作者应该与被牵拉者之间有密切交流。自我牵拉是由牵拉者主动进行的运动，通常认为主动牵拉的形式更安全，因为牵拉者能够主观掌握牵拉的力度和持续时间，从而减少过度牵拉和损伤的机会。被动牵拉和自我牵拉是最常用的两种牵拉形式。此外，根据动作特征牵拉技术可分为静态牵拉、动态牵拉、易化牵拉等，其中静态牵拉是指需要牵拉的肌肉被缓慢地拉长（抑制牵张反射的激发）并保持在一个舒服的范围 15~30s。静态牵拉既可以是主动的，也可以是被动的。动态牵拉是指缓慢、有控制地活动肢体来增加整个关节活动范围，通常作为热身的一部分。易化牵拉技术是指将患者的肢体被动置于关节受限处，做主动肌的等长抗阻收缩，保持 6~10s，然后放松 3~5s，再进行主动或被动的肢体活动。

　　牵拉的一般注意事项：注意牵拉时操作者和被牵拉者的体位；在牵拉终末位保持一定的时间；在无痛范围内最大限度地牵拉肌肉；被动牵拉时注意询问被牵拉者的身体感受。

（一）上肢肌群的牵拉技术

1. 三角肌后束的牵拉（见图 2-21、图 2-22）

　　（1）被动牵拉：被牵拉者取坐立位，被牵拉一侧手臂向对侧伸直且掌心与身体相对，操作者使用单腿跪立位，用被牵拉手臂的对侧手抓住被牵拉者的肘关节上方，靠近身体一侧，同侧手掌位于被牵拉者未被牵拉一侧的背部。牵拉时，操作者两手对抗用力，保持 20~30s，即静力性牵拉。

　　注意事项：操作者必须抓住被牵拉手臂的肘关节以上；操作者两侧对抗用力。

　　（2）自我牵拉：被牵拉一侧手臂向对侧伸直且掌心与身体相对，对侧手臂屈肘置于被牵拉手臂肘关节背侧，向身体方向用力至活动终末端，保持 20s 或以上。可以进行静力牵拉或动态牵拉。

　　注意事项：对侧手必须位于被牵拉手臂肘关节上方。

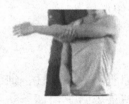
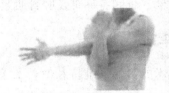

图 2-21　三角肌后束的被动牵拉　　　　图 2-22　三角肌后束的自我牵拉

2. 三角肌的前、中束牵拉（见图 2-23、图 2-24）

　　（1）被动牵拉：被牵拉者取坐立位或站立位，被牵拉手臂屈肘置于体后，操作者跪立位或站立位，同侧手抓住被牵拉手臂的腕关节处，对侧手固定被牵拉者的肩胛骨，两手对抗用力，保持静力性拉伸 20~30s。

　　注意事项：操作者必须固定被牵拉手臂的腕关节与肩关节，两侧对抗用力。

　　（2）自我牵拉：被拉伸手臂屈肘，置于体后，对侧手抓握牵拉侧上臂向后方用力拉伸，保持 20~30s。

　　注意事项：掌心方向；用力方向。

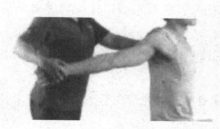

图 2-23　三角肌前中束的被动牵拉

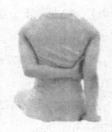

图 2-24　三角肌前中束的自我牵拉

3. 肩胛下肌的牵拉（见图 2-25）

（1）被动牵拉：被牵拉者取仰卧位，肩外展90°，肘屈曲90°。上臂完全放松，置于床上，避免募集其他肌肉。操作者一手握住肱骨远端，另一手握住前臂远端，将肩外旋被动活动到最大范围，保持牵拉力度，终末端停留20～30s。

注意事项：操作者固定住被牵拉者的肱骨远端和前臂远端。

（2）自我牵拉：肩胛下肌的自我牵拉可以在一个门框边进行。取站立位，被牵伸一侧手臂置于体侧，肩外展90°，肘屈曲90°，前臂竖直置于门框边

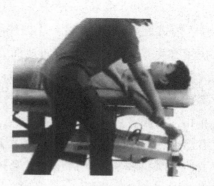

图 2-25　肩胛下肌的被动牵拉

缘，抵住门框。肩关节尽量外旋，向前迈步使得被牵伸侧肩关节外旋至一定位置保持20～30s。

注意事项：肩关节尽量外旋；注意调整与门框的相对位置。

4. 冈下肌、小圆肌的牵拉（见图 2-26）

（1）被动牵拉：被牵拉者取仰卧位，肩外展90°，肘屈曲90°，操作者一手握住肱骨远端，另一手扶握关节上方，将肩内旋被动活动到最大范围，与内旋转肌群牵拉方向相反，静力拉伸20～30s。

（2）自我牵拉：取站立位，被牵拉一侧手臂放于身后，肘屈曲约90°，手握住一固定物体，向前迈步，使被牵拉侧前臂远离后背，静力拉伸20～30s。

注意事项：调整迈步距离以调节牵拉强度。

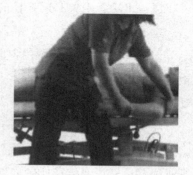

图 2-26　冈下肌、小圆肌的被动牵拉

5. 胸小肌的牵拉

（1）被动牵拉：被牵拉者取仰卧位，操作者站于被牵拉侧，并用与被牵拉一侧相同的手握住被牵拉者的手。被牵拉者的被牵拉侧上臂放松置于体侧。操作者将另一只

手放在被牵拉者肩前部，指导被牵拉者将肩关节靠近床面，并使肩胛骨向后下方运动，保持 20~30s。

注意事项：被牵拉者的上臂放松可避免被牵拉侧发生移动；操作者一手必须放在肩前部并注意施力方向。

（2）自我牵拉：取站立位，双手在背后相扣，肩胛骨向后下方运动，牵拉至一定位置保持 20~30s。

注意事项：肩胛骨向后下方运动。

6. 胸大肌的牵拉（见图 2-27）

（1）被动牵拉：方法一，被牵拉者取仰卧位，肩外展 90°，操作者一手握住肱骨远端，另一手扶住肩关节上方，将上肢向地面方向被动活动到最大范围，牵拉至一定位置保持 20~30s；方法二，被牵拉者取坐立位，躯干挺直，两侧上肢在头后交叉相扣，操作者位于被牵拉者身后，身体抵住被牵拉者躯干，双侧上肢位于被牵拉者上肢前方，向后用力使被牵拉者上肢向后运动，牵拉至终末位置保持 20~30s。

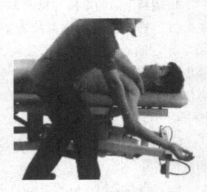

图 2-27　胸肌的被动牵拉

注意事项：将被牵拉侧上肢向地面被动活动到最大范围；使用方法二时注意询问被牵拉者的感受，避免出现关节囊挤压痛。

（2）自我牵拉：取站立位，可利用门框进行牵拉，被牵拉侧肩关节外展 90°，屈肘 90°，用前臂抵住门框。注意姿势，保持背部直立，双腿前后弓步站立，向前迈步，并使身体前倾，牵拉至一定位置保持 20~30s。

注意事项：前臂必须抵住门框；背部直立；牵拉时上身前倾。

7. 前锯肌的牵拉

（1）被动牵拉：被牵拉者取俯卧位，两侧上肢放松置于身体两侧。操作者站立在被牵拉者被牵拉对侧的头部旁，用指腹放在被牵拉侧肩胛骨的外侧缘，向脊柱方向移动肩胛骨，牵拉至终末位保持 20~30s。

注意事项：注意用指腹而不是指尖；施力方向必须回缩肩胛骨。

（2）自我牵拉：面对墙面站立，牵拉侧手抵住墙面与肩同高。收缩菱形肌使得肩胛骨回缩，然后身体前倾转向同侧，使肩胛骨更加靠近脊柱，静力牵拉 20~30s。

注意事项：牵拉侧手与肩同高；先回缩肩胛骨。

8. 菱形肌的牵拉

（1）被动牵拉：被牵拉者取仰卧位，被牵拉侧肘关节屈曲，上臂放于胸前并尽可能向对侧伸，身体不可旋转，尽量保证肩胛骨接触床面。操作者站在被牵拉一侧，双手放在被牵拉者背后，抓住被牵拉侧肩胛骨内侧缘，向外牵伸使肩胛骨远离脊柱，牵拉 20~30s。

注意事项：仰卧时身体不可旋转，并保证肩胛骨接触床面。

（2）自我牵拉：肩关节前屈 90°，屈肘 90°，掌心与身体相对。用另一只手握住肘关节外侧，并水平向对侧拉动上肢至菱形肌有牵拉感，牵伸至一定位置保持 20~30s。

注意事项：掌心与身体相对；非牵拉侧手握住牵拉侧肘关节外侧。

9. 肱二头肌的牵拉（见图 2-28）

（1）被动牵拉：被牵拉者取坐位或站立位，操作者位于被牵拉者身后，一手固定肩部，另一手抓握于被牵拉者的腕关节处，使被牵拉者掌心向下，手臂保持伸直状态，缓慢将手臂向后、向上拉伸至一定位置，并保持 20~30s，此动作也可用于三角肌前束的牵拉。

注意事项：牵拉者必须抓住被牵拉手臂腕关节；被牵拉者掌心向下；牵拉最后的位置。

（2）自我牵拉：取站立位，被拉伸手臂侧平举，手抓住墙角或者任何够高的支撑物，转动上身到一定位置时保持 20~30s。也可以双臂伸直向后置于固定支撑物上，向下用力，到一定位置时保持 20~30s。

注意事项：保持用力方向。

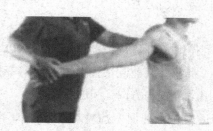

图 2-28　肱二头肌的被动牵拉

10. 肱三头肌的牵拉（见图 2-29、图 2-30）

（1）被动牵拉：被牵拉者取坐位，屈肩屈肘前臂置于头后，掌心与身体相对；操作者站立其身后，同侧手抓住拉伸手臂的肘关节处，对侧手抓住被拉伸手臂的肩关节处，两手抵抗用力，到一定位置时保持 20s 或以上，即静力性拉伸。

注意事项：被牵拉者尽量保持上体直立，肩关节尽量打开；上臂与肘关节尽量位于头后，肘关节尽量屈曲；操作者必须抓住被牵拉手臂的肘关节与肩关节；操作者两侧对抗用力。

（2）自我牵拉：被牵拉手臂屈肘置于头后，掌心与身体相对，对侧手抓住被牵拉肘关节处，向对侧水平用力，到一定位置时保持 20~30s。

注意事项：尽量保持上体直立，肩关节尽量打开；上臂与肘关节尽量位于头后，肘关节尽量屈曲用力方向。

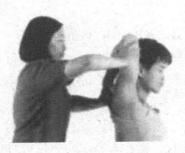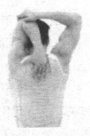

图 2-29　肱三头肌的被动牵拉　　　　图 2-30　肱三头肌的自我牵拉

11. 旋前圆肌的牵拉

（1）被动牵拉：被牵拉者取仰卧位或坐位，操作者一手握住肱骨远端，另一手握住前臂远端，将前臂旋后到最大范围，保持牵拉 20~30s。可在伸肘位或屈肘位分别主要牵拉旋前圆肌或旋前方肌。

注意事项：操作者用力位置及方向。

（2）自我牵拉：取舒服坐位，屈肘，前臂旋后掌心向上，对侧手环绕于被牵拉侧腕关节下方，被动旋后被牵拉侧前臂 20~30s。

注意事项：对侧手的位置及用力方向。

12. 旋后肌的牵拉

（1）被动牵拉：被牵拉者取仰卧位或坐位，屈肘 90°，操作者一手握住肱骨远端，另一手握住前臂远端，将前臂旋前到最大范围，保持牵拉 20~30s。

注意事项：操作者的用力位置与方向。

（2）自我牵拉：取舒适坐位，屈肘，前臂旋前掌心向下，对侧手环绕于被牵拉侧腕关节下方，被动使被牵拉侧前臂旋前至终末位并保持 20~30s。

注意事项：对侧手的位置及用力方向。

13. 屈腕屈指肌的牵拉（见图 2-31、图 2-32）

（1）被动牵拉：被牵拉者取仰卧位，操作者一手固定被牵拉者肘关节保持伸直位，另一手保持被牵拉者伸腕伸指，前臂旋后进行牵拉，静力牵拉至终末位保持 20~30s。

注意事项：牵拉时被牵拉者肘关节伸直。

（2）自我牵拉：坐位，被牵拉侧肩关节前屈，外旋掌心向上，肘关节伸直，另一只手掌放于被牵拉侧手掌上并向下牵拉，达到最大幅度保持 20~30s。

注意事项：用力位置及方向，由远端向近端拉伸。

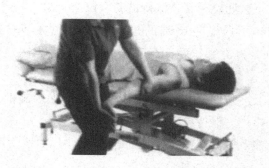

图 2-31　屈腕屈指肌的被动牵拉

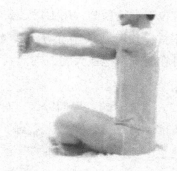

图 2-32　屈腕屈指肌的自我牵拉

14. 伸腕伸指肌的牵拉（见图 2-33、图 2-34）

（1）被动牵拉：被牵拉者取仰卧位，操作者一手固定被牵拉者肘关节保持伸直，另一手保持被牵拉者屈腕屈指，前臂旋前进行牵拉，静力牵拉至终末位保持 20~30s。

注意事项：牵拉时被牵拉者肘关节伸直。

（2）自我牵拉：坐位，被牵拉侧肩关节前屈，内旋掌心向下，肘关节伸直，另一只手放在被牵拉侧手背上并向下用力，首先充分屈腕，然后屈指，最大幅度地牵拉伸腕伸指肌 20~30s。

注意事项：先充分屈指，再屈腕。

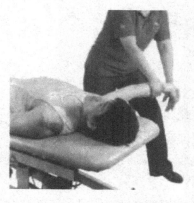

图 2-33　伸腕伸指肌的被动牵拉

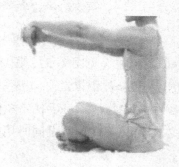

图 2-34　伸腕伸指肌的自我牵拉

（二）下肢肌群的牵拉技术

每个部位每次牵拉的时间不少于 20s，每个部位 2~3 组，组间隔 30s 左右。

1. 臀大肌的牵拉（见图 2-35、图 2-36）

（1）被动牵拉：被牵拉者取仰卧位，操作者面向被牵拉者站在牵拉同侧，双手置于被牵拉者大腿后侧，用力促进被牵拉者下肢屈髋屈膝，保持被动牵拉15~20s。

注意事项：髋关节不出现旋转；若在下肢贴近胸部的过程中出现髋关节挤压痛，可在屈膝时抱住大腿先向天花板牵伸，再进行屈髋；双手置于膝关节后方以免增加膝关节压力。

（2）自我牵拉：取仰卧位，牵拉者自己完成双手环抱大腿后侧，用力使大腿前方贴近腹部，臀大肌处有牵拉感觉而不出现疼痛，保持自我牵拉20s。

注意事项：双手置于膝关节后方；无痛范围内牵拉。

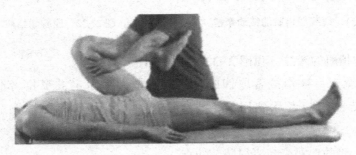

图 2-35　臀大肌的被动牵拉

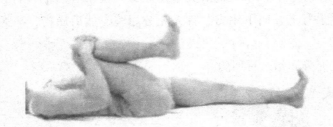

图 2-36　臀大肌的自我牵拉

2. 梨状肌的牵拉（见图 2-37、图 2-38）

（1）被动牵拉：被牵拉者取仰卧位，被牵拉侧腿屈曲、外展、外旋，搭于对侧下肢。操作者站在被牵拉侧，一手扶牵拉侧膝关节拉向操作者方向，另一手扶对侧膝关节推向被牵拉者身体方向，两手同时用力，将整个小腿压向受试者胸部，促进髋外旋方向用力。

注意事项：保证被牵拉者的骶骨与床面接触；牵拉的起始位置可能需要多尝试几次；用力位置及方向。

（2）自我牵拉：可用相同姿势进行自我牵拉。或者采用站立位，把牵拉侧下肢搭于对侧下肢，上身前倾，然后弯曲支撑下肢，放低整个身体。

注意事项：上身尽量挺直再前倾。

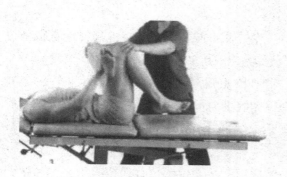

图 2-37 梨状肌的被动牵拉

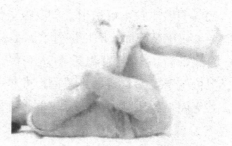

图 2-38 梨状肌的自我牵拉

3. 阔筋膜张肌的牵拉（见图 2-39、图 2-40）

（1）被动牵拉：被牵拉者取仰卧位，被牵拉侧下肢屈髋屈膝交叉放在对侧膝关节外侧，操作者一手固定骨盆，另一手在膝关节外侧，向髋内收内旋方向用力，保持牵拉 20~30s。

注意事项：对侧下肢尽可能内收超过中线；固定骨盆避免躯干旋转代偿。

（2）自我牵拉：坐位，对侧腿向前伸直，牵拉侧腿跨过并屈膝，牵拉侧足靠在对侧腿膝关节外侧。身体坐直，尽可能向牵拉侧转体到最大位置，保持牵拉 20~30s。对侧上肢肘关节靠在牵拉侧膝关节外侧，另一只手置于身后以保持身体稳定。

自我牵拉还可采用站位。牵拉者侧身站在墙边，牵拉侧手靠墙，牵拉侧下肢在对侧下肢后方尽可能向远伸出，足踩在地板上。向墙面和地板交点方向尽量倾斜髋关节，使牵拉侧感觉到牵伸。

注意事项：坐位牵拉时注意肢体摆放位置。

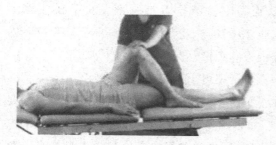

图 2-39 阔筋膜张肌的被动牵拉

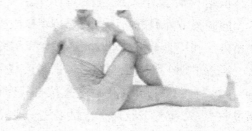

图 2-40 阔筋膜张肌的自我牵拉

4. 髂腰肌的牵拉（见图 2-41、图 2-42）

（1）被动牵拉：被牵拉者仰卧于治疗床边，操作者面对被牵拉者站立，一手扶住被牵拉者非牵拉侧下肢使其保持屈髋屈膝以固定骨盆，另一手放于牵拉侧股骨远端，向地板方向用力促进髋关节伸展，保持 20~30s。

注意事项：牵拉时注意固定非牵拉侧骨盆。

（2）自我牵拉：可采用弓步或跪坐位，牵拉侧下肢髋关节保持伸展，注意跪坐位时髋关节要平贴床面，固定好骨盆，不要使其抬起或旋转。

自我牵拉方法还可以采用站立位，非牵拉侧腿弓步在前，牵拉侧腿平贴于地面，保持躯干直立和腰背部平直，将非牵拉侧髋推向前时同侧膝屈曲，躯干可微微后仰，若无明显的感觉，可使牵拉侧膝部跪地，做弓箭步，做同样动作。至终末位保持5s左右，重复练习5~10次。

注意事项：跪坐位牵拉时髋关节要平贴床面；站立位牵拉时保持躯干直立和腰背部平直。

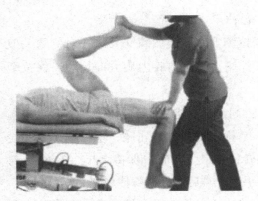
图2-41　髂腰肌的被动牵拉

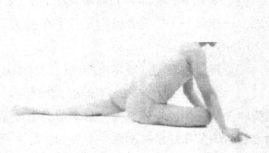
图2-42　髂腰肌的自我牵拉

5. 髋内收肌的牵拉（见图2-43、图2-44）

（1）被动牵拉：被牵拉者取仰卧位，可分别进行屈膝位或伸膝位髋内收肌的牵拉。屈膝位牵拉时操作者跪坐在治疗床上，双膝固定被牵拉者足踝部，双手扶住膝关节，向髋关节外展方向用力，保持牵拉内收肌20~30s。或者操作者站立于被牵拉者外展角内，利用躯干将被牵拉者牵拉侧下肢外展方向牵拉，保持膝关节伸展。

注意事项：伸膝位牵拉时保证髋关节中立位，不可出现旋转。

（2）自我牵拉：可采用站立位自我牵拉。向非牵拉侧跨步，注意膝关节屈曲不要超过90°，牵拉侧下肢伸直，足平放于地板，非牵拉侧下肢负重。重心逐渐移向非牵拉侧至出现牵拉感，到终末位保持20~30s。也可采用坐位进行自我牵拉，上身挺直，两侧膝关节屈曲，足底相对贴合，把手或前臂靠在膝内侧，向下方用力使下肢尽可能贴近地面，牵拉至终末位保持20~30s。

注意事项：保持正常呼吸，不要憋气。

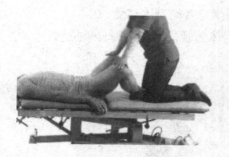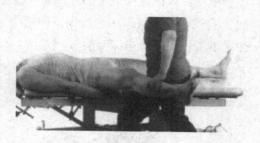

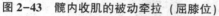

图 2-43　髋内收肌的被动牵拉（屈膝位）　　　图 2-44　髋内收肌的被动牵拉（伸膝位）

6. 股四头肌的牵拉（见图 2-45、图 2-46）

（1）被动牵拉：被牵拉者取俯卧位，操作者一手固定骨盆，一手扶住被牵拉者足踝前方，使其屈膝，牵拉股四头肌，使足跟触及臀部。为了充分牵拉，还可以在伸髋位进行。

注意事项：固定骨盆避免躯干旋转代偿；在伸髋位增加牵拉效果。

（2）自我牵拉：采用侧卧位，牵拉侧位于上方，手抓住足踝部，向屈膝伸髋方向用力完成股四头肌自我牵拉，非牵拉侧屈髋屈膝并将小腿贴合地面，静力牵拉 20～30s。

注意事项：非牵拉侧下肢位于下方，且小腿必须贴合地面。

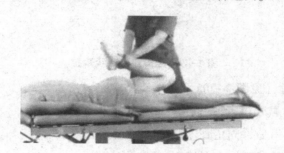

图 2-45　股四头肌的被动牵拉

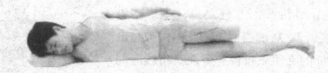

图 2-46　股四头肌的自我牵拉

7. 腘绳肌的牵拉（见图 2-47～图 2-49）

（1）被动牵拉：经典的腘绳肌牵拉方法是直腿抬高，被牵拉者取仰卧位，操作者面对被牵拉者站立，将牵拉侧下肢托于肩上，利用身体前倾，保持伸膝位逐渐增加屈髋角度，牵拉腘绳肌。另一个方法也是仰卧位，操作者一手保持被牵拉者髋关节屈曲90°，另一手逐渐向膝关节伸展方向用力，保持 20～30s。

注意事项：保证髋关节不离开床面；注意被牵拉者的身体感受。

（2）自我牵拉：可采用坐位保持伸膝位，身体前倾，大腿后侧有牵拉感。

注意事项：保证上身挺直前倾。

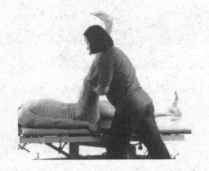 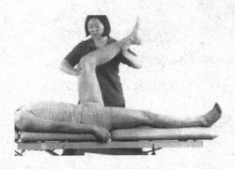

图 2-47　腘绳肌的被动牵拉（伸膝位）　　图 2-48　腘绳肌的被动牵拉（屈膝位）

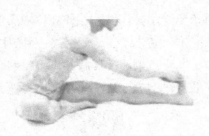

图 2-49　腘绳肌的自我牵拉

8. 腓肠肌的牵拉（见图 2-50）

（1）被动牵拉：被牵拉者取仰卧位，操作者一手握住踝关节足跟部，另一手固定在小腿前，通过重心移动促进被牵拉者踝关节背屈，保持 20~30s。

注意事项：在直膝位进行牵拉。

（2）自我牵拉：弓箭步，上身立直，全脚掌着地，后侧下肢伸直，脚尖正直朝前。身体重心前移，减少小腿与地面的夹角来拉伸腓肠肌。持续时间 10~30s。腓肠肌内侧与外侧的方法同上，只是牵拉腓肠肌内侧时脚尖方向向外，牵拉腓肠肌外侧时脚尖方向向内。

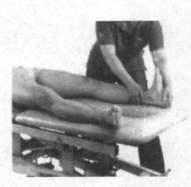

图 2-50　腓肠肌的被动牵拉

9. 比目鱼肌的牵拉（见图 2-51）

（1）被动牵拉：被牵拉者取俯卧，操作者一手握被牵拉者足跟部，另一手保持被牵拉者屈髋屈膝，向背屈位用力牵拉，保持 20~30s。

注意事项：尽量保证屈膝 90°，因为此时腓肠肌处于力学劣势。

（2）自我牵拉：双手扶墙站立，非牵拉侧下肢伸直在后，牵拉侧下肢微屈在前，前脚掌贴墙的同时脚跟尽量靠近墙面，通过重心前移进行牵拉。

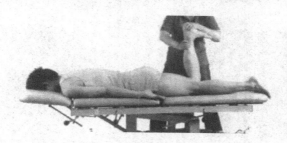

图 2-51　比目鱼肌的被动牵拉

10. 腓骨长短肌的牵拉（见图 2-52）

（1）被动牵拉：被牵拉者取仰卧位或坐位，操作者用力将被牵拉者足踝向内下方向进行牵拉。

（2）自我牵拉：取坐位，牵拉侧踝关节搭在对侧膝关节上，牵拉侧上肢扶在牵拉侧膝关节，对侧手抓住牵拉侧踝关节，使其内翻足内侧指向胸部。

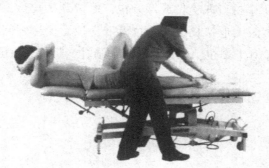

图 2-52　腓骨肌的被动牵拉

（三）脊柱肌群的牵拉技术

1. 斜方肌的牵拉（见图 2-53、图 2-54）

（1）被动牵拉：被牵拉者取坐位或者仰卧位，头部在无痛范围内尽力右侧屈，然后尽可能收下颌，左肩下拉远离头部。操作者站于其身后，右手置于牵伸者的枕骨部，左手放在其左肩上，被牵拉者缓慢推动操作者的双手，使右肩和头部有相互靠近的趋势，牵拉保持 20~30s。左右侧交换。

注意事项：整个过程牵拉者要均匀地呼吸，不可憋气过长。收缩时要均匀用力，不可用力过猛。

（2）自我牵拉：被牵拉者取坐位或仰卧位，保持颈部拉长，头尽量转向右侧，收下颌，左肩尽力下垂，并保持固定，右手绕过头部使手指能够握住枕骨的基底部，右手用力使头部远离左肩。左右侧交换。

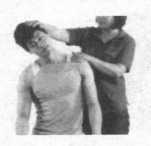 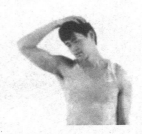

图 2-53　斜方肌上束的被动牵拉　　　图 2-54　斜方肌上束的自我牵拉

2. 胸锁乳突肌的牵拉（见图 2-55）

（1）被动牵拉：被牵拉者取仰卧位，操作者左手托着头部并靠在床上，右手放在右耳上，在无痛原则下，保持颈部拉长，头尽可能左旋伸展，以牵拉右侧胸锁乳突肌。左右交替进行牵拉。

（2）自我牵拉：①牵拉者取坐位或仰卧位，保持颈部拉长，头尽可能地左旋，使左侧的胸锁乳突肌最大限度地拉长。②牵拉者取坐位，保持颈部拉长，头向右侧肩倾斜，右手绕过头部置于耳上牵拉，以牵拉右侧胸锁乳突肌。左右侧交换。

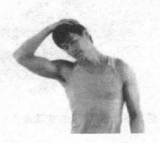

图 2-55　胸锁乳突肌的自我牵拉

3. 肩胛提肌的牵拉（见图 2-56、图 2-57）

（1）被动牵拉：被牵拉者取坐位，保持背部拉长，使下颌靠近其胸骨，然后头右旋 45°。操作者站在被牵拉者身后，一手放在其头后部，另一手放在其肩胛骨上部，牵拉，保持 20~30s。左右侧交换。

（2）自我牵拉：取坐位，并使脊柱拉长。肩胛骨下降，牵拉者低头使下颌靠近胸部，然后右旋约 45°。右手放在头顶并轻轻下拉直到感觉左肩胛提肌有牵拉感。

注意事项：牵拉者调整头部位置以利于牵伸；确保脊柱拉长。

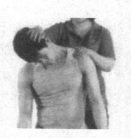
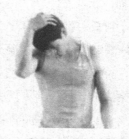

图 2-56　肩胛提肌的被动牵拉　　　　图 2-57　肩胛提肌的自我牵拉

4. 背阔肌的牵拉

（1）被动牵拉：被牵拉者取俯卧位，手臂伸出床面，过度伸展并外旋，操作者采取前后弓箭步姿势，双手紧握牵伸者的手臂或手腕，用身体的方向牵拉。也可采用坐位，被牵拉者和操作者面对面坐，两腿适度分开一定角度紧握对方的手或者手臂，操作者后仰，牵拉对方的背阔肌。

（2）自我牵拉：可采用引体向上的自我牵拉，双手分开与肩同宽，抓住单杠，利用自身重力向下牵伸。也可采用坐位进行牵拉，牵拉者背部和颈部拉长，抬起右臂，屈肘放于头后，用左手握住右臂使右手尽力够左肩。左右交替牵拉。

5. 腹直肌的牵拉方法（见图 2-58）

（1）俯卧后撑：俯卧，双手掌心向下，呼气，用双臂撑起上体，头后仰，形成背弓，要求动作幅度达到无痛范围内最大，保持 15s 左右，重复练习。

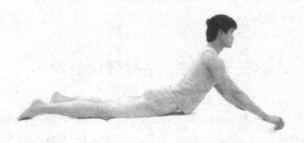

图 2-58　腹直肌的自我牵拉

（2）跪立背弓：在垫上跪立，双手扶在臀上部沿股后向下移动，形成背弓，臀部肌肉收缩送髋。呼气，加大背弓，头后仰，张口，逐渐把双手滑向脚跟，至终末位置，停留 15s 左右，重复练习 5~10 次。

（3）俯卧背弓：俯卧在垫上，屈膝，脚跟向髋部移动。吸气，双手抓住双踝，臀部肌肉收缩，提起胸部和双膝离开垫子，可感受到腹部腹直肌有拉伸感，停留 15s 左右，重复练习 5~10 次。

6. 腹内外斜肌

（1）坐姿躯干旋转：坐于垫上，右腿伸直；屈曲左膝，左脚放于右膝盖外侧；左臂微屈，左手肘外侧贴于屈起的左膝外侧；右手撑地，手掌位于臀部附近，左手肘下压左膝，躯干尽力向右旋转；左手肘用足够的力量使左膝保持位置稳定。达到无痛范围的最大位置，保持15s左右，重复练习5~10次。左右侧交换。

（2）仰卧位转髋（操作者协助）：仰卧于垫上，上体保持正直，屈髋屈膝，双腿同时转向右侧，至左侧大腿贴于垫上，操作者一手固定左侧肩部，另一手置于左侧髋部，轻轻施加压力，使髋左回旋的角度更大，达到无痛范围内最大位置，保持30s左右。左右侧交换。

（3）坐位自我牵伸：舒适地坐在直背椅上，保持脊柱拉长，头部处于正中位，尽力右旋，然后把住椅背以保持这一姿势30s左右。左右侧交换。

7. 腰方肌

（1）侧卧位牵伸（操作者协助）：被牵拉者取左侧卧位，背靠在床边缘，右腿过伸悬于床沿外。左腿尽力屈曲靠近胸部。保持髋部正直位。右臂置于头上，这将拉长右侧的腰方肌。操作者站在被牵拉者身后，手臂交叉，把左手放在右侧髂嵴处，右手张开放在胸腔侧面，双手轻轻施加压力，被牵拉者主动下压其右足以更靠近地面，在无痛范围内至终末位，保持30s左右。左右侧交换。

（2）侧屈牵伸腰方肌：被牵拉者取坐位，脊柱拉长。上身尽力向一侧屈曲拉长腰方肌。也可盘腿而坐，一手抬起放在脑后，操作者一手置于其盘起的大腿上部，固定住，一手置于抬起的上臂施加压力，使侧屈更大的角度。

第三节　关节活动度评估技术

关节活动度（Range of Motion，ROM），又称关节活动范围，是指一个关节的运动弧度，即关节的远端靠近或远离近端运动，远端骨所达到的新位置与近端骨之间的夹角。关节活动度测量即测量远端骨和近端骨之间的夹角。

一、影响关节活动度的因素

（一）生理因素

（1）关节面形状与面积的差别：构成关节的两关节面面积相差越大，关节活动度就越大。这一因素是限制关节活动度的先天因素，运动训练无法影响该因素。

（2）关节周围组织：关节周围的组织越多越强壮，关节的稳固性就越好，但这样会使关节的活动度下降。

（3）关节韧带、肌腱和肌肉的伸展性：关节周围韧带、肌肉、肌腱等组织的伸展性越好，关节活动度就越大。运动训练主要通过增加关节周围组织的伸展性来提高关节的活动度。

（4）肌肉力量和协调性：关节周围的肌肉可以分为主动肌和与之作用相反的拮抗肌。拮抗肌的协调能力主要取决于神经系统对肌肉收缩和放松能力的调节。主动肌和拮抗肌的工作协调性越好，关节活动度就越大。

（二）病理因素

关节或关节周围组织的病变可以引起关节力学特性改变，从而引起关节活动受限。引起关节活动度异常的病理因素主要有以下几方面：

（1）关节僵硬：关节骨性强直、关节融合术后等都会导致关节主动和被动活动度出现一定程度的丧失。

（2）神经损伤或传导阻断：中枢神经损伤后，早期无法引起关节活动，周围神经损伤则会引起关节屈伸困难。

（3）肌肉问题：肌肉无力或痉挛时，会引起关节主动活动减少，造成关节活动受限。

（4）软组织问题：关节周围软组织（纤维囊、韧带、滑膜等）疼痛或挛缩，如关节炎症、皮肤瘢痕、术后长期制动等，都可以引起关节主动或被动活动度下降。

二、关节活动度的分类

关节活动度的测定是评估运动功能障碍的一个重要方法。关节活动度主要分为主动关节活动度和被动关节活动度。

（一）主动关节活动度

主动关节活动度（Active Range of Motion，AROM）是指关节运动通过人体自身的主动随意运动而产生。因此，测量某一关节的主动关节活动度时，也在考查康复对象关节周围肌肉的情况及其对关节活动度的影响。

（二）被动关节活动度

被动关节活动度（Passive Range of Motion，PROM）是指关节运动时通过外力（如康复治疗师）的帮助而产生的活动度。在正常情况下，被动运动至末端时，关节囊内会产生一种不受主观意识控制的运动。因此，PROM 通常会大于 AROM。通过 PROM

的测量可以判断康复对象的关节活动度受限程度，康复治疗师可以通过 PROM 感受该关节的运动终末感，从而确定是否存在限制关节活动的异常情况。

（三）功能性关节活动度

日常生活、工作和运动中，所有产生的动作均与相应关节的关节活动度密切相关，如作业活动与上肢功能密切相关，而行走、上下楼梯等动作与下肢功能密切相关。笔者在实践中发现，很多人在伤后会出现某关节在完成某一特定动作时活动度不足的情况。因此，运动康复中还应结合各种实际动作对目标关节的活动度进行评价。此时，主要评价该关节在完成功能性动作时的活动度，因此称为关节的功能性活动度。功能性关节活动度能够反映关节在身体进行多关节同时运动或单一关节复合运动时的活动范围，进而评价康复对象该运动链的功能状况。

第三章
筋膜松解技术

筋膜松解技术起源于软组织活跃、整骨疗法、物理疗法、颅骶疗法和能量疗法。几十年来，这些疗法巧妙地结合得以形成今天的筋膜松解术。约翰·巴尔内斯开创了一种筋膜松解持续方法，在筋膜治疗领域中发挥了重要作用，获得了科学研究机构的认可。

第一节　概述

筋膜松解既是一种治疗方法，也是一种康复工具。它要求治疗师使用双手将技术施于客户的身体。治疗师通过感知各个平面上可能导致功能疼痛或障碍的紧张、受限和粘连区域，解决组织阻力障碍。筋膜松解是一种以客户为主导的治疗，涉及治疗师与客户之间的沟通，并极力推崇从客户身上获取治疗反应和身体意识的反馈。

筋膜松解方法包括技术的应用、筋膜的回弹、筋膜的放松三部分。这三个部分形成一个互连三角形。另外两项同样重要的工作是治疗师为每一部分设立目标，并与客户沟通获得反馈（即治疗性对话）。

施用筋膜松解技术时不可使用按摩油或润滑剂，以防止在皮肤上面出现打滑现象。通常，客户会穿着内衣，外面披着毛巾或浴巾接受治疗。在大多数情况下，筋膜松解治疗师会进行视觉、运动和触诊评估，并获取客户咨询表。

评估结束，治疗师会从紧张区域、受热区域或柔软区域开始治疗。这些区域并非总是处于客户发生疼痛的地方。这是因为筋膜松解技术是基于整个筋膜基质，当整个筋膜基质受到限制时会产生张力，影响整个网络的疼痛敏感结构。

想象一下，站在长宴桌一端，抓住桌布两角。同时拉动两角，向你所在的方向拉平桌布。再想象一下，在桌布中间稍向右边打个钉子。如果你再次抓住桌布两角拉动，桌面无法拉平；事实上，你越使劲拉，桌布就变得越紧。继续想象一下，你拉动的桌布两角是疼痛区域，钉子所在之处是筋膜受限处。如果为疼痛的地方提供更多拉伸和放松治疗，则受限区域与接近的组织会产生更大的束缚。如果你沿着受限线至原点（即钉子）消除受限处，你可以恢复整个结构均匀和相等的拉力。这就是筋膜松解的三维工作原理。你要关注疼痛的地方，但是要观察、触摸和跟踪受限组织至受限起点并给予放松；接着创建平衡和恢复功能。

手法的实际操作是缓慢而持续按压组织障碍处，时长通常为 5min 或以上，不可在皮肤上面滑动。筋膜黏弹性会抵抗突来的力。阿恩特–舒尔茨定律指出弱刺激会增加生理活性，而强刺激会抑制或消除活性，表示"少即是多"。向组织施加较小压力会产生更大反应；快速有力施压则会出现组织阻力。这里强调的是需要缓慢而持续地施力，不要忽视各种机械刺激感受器的反应。如果你将船只快速地推离码头，船会进入水中，但不会行得太远。然而，如果你施加温和的力量，迎着水的阻力推，船会漂移更远。筋膜松解的工作原理也是如此。

筋膜松解治疗师要学会通过双手缓慢而持续地施力更加敏锐地感知组织的流动与衰退。我们将组织想象成一块海绵，筋膜松解治疗师慢慢挤出组织中的自由水，注回新鲜干净的水。同时，胶原的亲水性促使水分子组织成液晶基质，称为结合水。结合水的胶体液晶基质能够提供高度黏性，提高系统的弹性。

前面提到，筋膜基质的四种机械刺激感受器（高尔基腱、环层小体、鲁菲尼氏小体和间质）会响应刺激。筋膜松解通过触摸和动觉的意识，应用压感技术和持续施力松解筋膜受限处以刺激这些机械刺激感受器。当组织得到放松，就会拉长，当身体开始自发放松时，其他机械刺激感受器也会受到此动作的刺激。筋膜松解持续方法的三个应用实践是技术、放松和回弹，三者协作并促进所有筋膜机械刺激感受器的健康激活，最终促进与维持健康和功能。

筋膜松解还允许胶原蛋白和弹性蛋白纤维通过生物力学能量或治疗师的双手按压（压电）自我重构成更加有利的静态长度。这是利用了蛋白的半传导性质。

当胶原蛋白和弹性蛋白纤维进行自我重构，纤维交联处会被分解，筋膜平面会进行重新排列，局部循环（排泄物和营养物交换）会得到改善，并且软组织本体感觉机制会进行复位。当感觉机制得到复位，中枢神经系统会重新编程，从而实现正常的功能活动范围而不会诱发旧的疼痛模式。

综合考虑筋膜的黏弹特性、机械性能和阿恩特–舒尔茨定律，我们清楚地意识到快速且强劲地施力会使整个基质有效地推回治疗师双手。相反，治疗师必须将双手放置在客户身体上，轻柔施力，按入组织受限障碍处。训练有素的双手能够轻易分辨出各层筋膜。治疗师等待双手按入组织，并收紧松弛区域。按压时长非常重要。施力速度越慢，越能释放黏弹性基质内的胶原，增加结合水。缓慢且持续施力使治疗师接触到整个筋膜基质，提高治疗师双手感知远端受限处的动觉意识。

持续施力 90~120s 不仅会产生生理反应，还会对系统产生积极影响。筋膜能够响应触摸而变得柔软与放松，使治疗师能够沿用该手法以三维方式软化任何方向的受限处。只需持续按压而无须用力或滑动皮肤便能感知所有平面的筋膜受限处并软化组织，这说明时长和动觉意识对于每个技术至关重要。由于组织仅在接受 90～120s 按压后才开始放松，因此施用每种技术必须超过这个时长才能保持效果。经验与最近的研究结果已表明，在施用筋膜松解技术时，应该持续 5min 或以上。

筋膜松解治疗师可以凭借各种技术感知到组织阻力，该阻力被称为终末感或组织障碍。"终末感"用于组织移位和卡住。感到哪个地方卡住（即具有异常的终末感）就在哪个地方施用该技术；接着，为客户身体进行重新评估，并提供相应治疗。在筋膜松解中，终末感指的是组织（筋膜）黏合，会对微小按压或牵引产生阻力。如果治疗师继续拉或推（即施力）超过了该组织阻力或终末感，则组织会直接关闭，使治疗师所做的松解工作变得无效。

筋膜松解治疗师可以先完成两三个筋膜技术，再让客户站起来，以便治疗师观察并感知所发生的变化和下一个治疗区域。在治疗期间帮助治疗师确定技术进展的另一种重要反馈信息是血管舒张或发红。这种现象通常发生在组织沿着牵引方向得到放松而血液循环加速的地方。客户也会反映，在离治疗师双手较远的地方感觉到组织活动或软化。这是由于牵引线的受限处得到放松而引起的。筋膜松解治疗师还应注意客户身体任何地方出现的自发动作或抽搐，该现象称为筋膜松解。

需要提及的一个关键点是，对于筋膜松解方法来说，少即是多。这不是指治疗师使用多大的施力，而是感受到多大的阻力。由于每个人的筋膜构成都是独一无二的，必须提供独特而具有个性化的治疗。人体属于三维体，受伤时三维空间均受损。因此，治疗师必须采用三维方式，根据客户独特的筋膜基质给予所需的施力。

筋膜松解方法的最后一个关键点是，鼓励客户建立身心联结。当身体与精神联结时，会明显改善肌肉弹性并促进组织放松。筋膜松解治疗师鼓励客户在治疗期间专注于自己的身体，以增强治疗的效果和反应。这种自我意识被称为内感受。国际筋膜研究大会发表的研究表明，主动皮层刺激会增强感官刺激。换句话说，鼓励客户积极参与治疗过程能够增强治疗效果。

第二节　筋膜松解技术操作方法

一、交叉手放松

交叉手放松是目前筋膜松解治疗方法中最重要、最基本和最常用的一种技术，也是构成各种其他筋膜松解疗法的一种基础技术。该技术具有灵活性，可以与其他技术结合使用，是了解筋膜系统感觉的最好方法，有助于治疗师更加有效地实施筋膜松解技术。

使用交叉手放松通常是在前臂或手腕处交叉，使手指指向相反方向。这有助于放松双手之间的部位。当治疗师了解筋膜松解方法并学习交叉手放松，便可以使用手，甚至手指，练习寻找客户身体中需要放松的地方。

双手交叉于客户皮肤上面，轻轻按压组织的深层屏障，在富有弹性的浅筋膜中寻找组织阻力。双手轻轻按压，同时集中精神关注双手下方和周围组织（最终是整个筋膜基质）。双手的重量会使浅筋膜层产生一种柔软感，就好像双手按入软黏土。

当治疗师找到组织的深层屏障时，在此屏障处等待，等待该组织得到放松、软化和理顺，此时治疗师无须用力就能更加轻柔地持续向内按压下一个深层屏障。与浅筋膜变柔软一样，深筋膜的组织结构与终末感也会发生显著变化。深筋膜的组织阻力更像太妃糖或口香糖的感觉，而不是浅筋膜那种黄油融化的感觉。深筋膜坚韧、紧凑、无弹性，给你一种真正放松延长组织的感觉。

随着组织继续向内放松至更深层的筋膜受限处，治疗师会感觉到双手之间的组织变柔软。在持续按压深层屏障并且靠向客户时，分开双手或拉紧松弛部位，移至该方向的终末感，不要用力或滑动、滑过皮肤，从而保持两个方向按压。现在，等待双手之间的组织分离或延长，再次松开移至下一个组织屏障。组织会向内、向延长方向或同时向这两个方向放松和理顺。按住组织屏障或终末感，不要滑动或滑过皮肤，以放松更多受限处。

第三维度也会发生运动。保持向内按压和伸展双手之间的组织阻力，你会感觉到组织开始向外或向内扭转放松。双手移至屏障处等待，使运动的三个平面或方向相互堆叠以促进三维基质的放松。

实施交叉手放松通常需要 5min 或以上。因为胶原蛋白仅在 90~120s 后才开始放松，而肌骨弹性和弹性胶原纤维需要 90s 才会延长。持续按压时间越长，对整个三维筋膜基质产生的影响越大。

每种交叉手放松都是独一无二的。虽然技术本身是一种三维模式，但还是需要借用巧妙摸索的双手扭转，延长和分离特定受限处，使组织出现放松和理顺的感觉。此外，治疗师与客户的感受和反应将会完全不同。因此，花些时间用双手按入客户组织，无须用力，等待客户任何方向的组织理顺。

到目前为止，交叉手放松最重要的是学会敏感、微妙和用心地感受组织阻力。熟悉该技术的治疗师懂得如何使用双手沿着放松方向一路感受、跟踪和"倾听"组织，随着系统流体起落从一个屏障移至另一个屏障。鼓励客户保持身体柔软放松并积极参与到该技术中。这有助于治疗师与客户的沟通，从而增强技术效果。

二、纵向轴放松

由于筋膜主要是从上到下对齐，纵向轴放松可以消除导致平衡结构和支撑结构旋转、扭转和移动的受限处。接触纵向轴最简单的方法是使用手臂和腿部作为杠杆。这样，治疗师不仅可以接触到这些区域中的受限处，还可以接触牵拉线的所有其他组织。手臂与腿部牵引方法可以作为一种技术，也可以应用于评估中。该技术的概念与交叉手放松相似：无须使用力气寻找组织三个方向的阻力屏障或终末感，而是在屏障处等待放松。

要打开关节，放松肢体，以及放松肢体外筋膜纵向平面和相连组织，治疗师需要使用牵引、外旋和外展寻找屏障。将肢体抬离治疗台，轻轻地牵引至出现组织阻力，治疗师会找到筋膜屏障，而非肌肉屏障。治疗师需要稍微向后倾斜寻找组织阻力或终末感，而不要使用手臂和肩部肌肉实施该技术。该姿势易于使用，有助于放松组织。

保持按压组织屏障，不要滑动皮肤或强力压迫屏障，同时轻轻地外展肢体至组织阻力处。保持按压前两个屏障，外旋至肩部屏障处或髋关节。这样，治疗师便可以在三个运动方向叠放肢体。

治疗师需要等待组织任何方向的屏障理顺，松开并移至下一个组织屏障处。等待组织所有方向都得到显著放松。

大多数筋膜松解技术需要实施 5min 以上以获得持久效果，但是手臂与腿部的解剖结构不同，通常需要更长的牵引时间。使用善于倾听的双手提供纵向轴放松会给肢体乃至整个身体带来良好效果。

可以为仰卧、俯卧或侧卧三种体位牵引胳膊与腿部，放松髋部和肩关节的所有运动平面。首先，牵引、外展和外旋客户的肢体至一侧，再至髋部和肩部弯曲处，接着外展和内旋，在关节处打造一种环行运动以促进关节放松。在牵引腿部时，如果想要促进放松，可以在所有运动平面和后续放松过程中保持踝关节背屈。

牵引手臂与腿部通常会出现自发性的筋膜松解现象。这种自发现象是由治疗师促进和支持产生的。

由于筋膜主要是从上到下（纵向）对齐，手臂与腿部牵引不仅能够更好地放松关节，还能为放松整个基质起到同等重要的作用。如果手臂或腿部采用一定角度放置，有助于放松牵引路径和筋膜应力模式中的三维受限处。

纵向轴放松是评估组织和关节受限处的一种优秀方法。该方法可以评估左右肢体的差别，并借用双手巧妙地感受肢体或牵引路径中存在的受限处。受限处表明该区域需要接受筋膜松解治疗，例如交叉手放松。随后，肢体应该重新接受评估。

与交叉手放松一样，当治疗师在牵引手臂与腿部方面更加有经验时，会发现牵引、外展和外旋三者没有任何区别。然而，此时治疗师能够快速找到组织阻力，凭直觉知道哪里的组织等待筋膜放松，并滑过肢体至任何运动平面的阻力屏障。

　　虽然纵向轴放松主要涉及三个运动平面，但可以采用任何顺序（不一定先牵引、外展再外旋）。例如，使用牵引技术时，若能够识别或凭直觉觉察到肢体紧绷，采用按压和内旋会比外旋更有利于促进放松。培养该项技能需要时间与经验的积累，随着不断实践，实施过程会变得更加轻松。

　　治疗师可以让客户采用仰卧或俯卧姿势接受手臂与腿部牵引，通过三个方面牵引、内旋或外旋促进放松，采用侧卧姿势的客户仅需要牵引。注意照顾侧卧的客户，确保客户在治疗台上感到安全舒适并得到支撑。

　　除了手臂与腿部牵引外，纵向轴放松还包括颈部牵引，以及手指与脚趾局部牵引。

三、按压放松

　　由于筋膜系统是一种三维纤维网络，在向远离你的方向推动或滑动组织时，组织会沿多个方向延长以获得放松。实际上，按压放松是持续按住其组织屏障处，等待放松，并且松开、推动或滑动组织至下一个组织屏障处。在大多数传统疗法中，我们会通过牵引或延长组织治疗受限处，许多筋膜松解方法也是如此。然而，有时组织紧绷和受限程度严重，采用牵引会给客户带来疼痛感。

　　按压结构实际上是延长组织，因为组织在得到触摸时会与接受牵引一样变得柔顺。更重要的是，按压放松能够帮助客户消除潜意识中身体与情绪的习惯性固定模式和支撑模式。按压技术实际上与交叉手放松和纵向轴放松截然相反。

　　当你为手臂提供纵向轴放松时，牵引组织至受限处或出现终末感，先外旋，再外展至组织屏障或组织末端。你可以按压组织阻力，但是不要强力压迫受限部位或滑动皮肤。你需要做的就是放松。你可以选择按压手臂，接着采用外旋和外展技术获得显著的放松效果。

　　首先，按压大腿前面的组织，双手置于大腿两侧而非交叉。双手按入客户身体的深层受限处。接着，双手逐渐靠近并略过已完全放松的组织。记住不要强力压迫受限部位或滑动皮肤。

　　按压技术通常在牵引技术无效的情况下使用。并非牵引技术不好，而是组织拥有身体和情绪固定模式，按压能够更好地解决该问题。与交叉手放松一样，按压放松需要持续 5min 或更长时间以获得有效放松。

四、横断面放松

　　人体的筋膜平面大多数是垂直而非水平分布的。在横断面采用滑动动作效果不明显。从解剖学角度看，身体如果出现紧绷，某些结构的裂片会变成人体筋膜在纵向轴滑动中的功能性阻碍区域。

横断面主要位于功能性结缔组织的地方。重要的筋膜横断面是骨盆膈膜、横膈膜、胸廓入口和颅底。这些平面与脊柱保持横向水平，是沿着脊柱最大的应力区域。每个关节都有横断面。

执行横断面放松时，治疗师将一只手置于客户仰卧身体的下方，皮肤接触皮肤，另一只手置于该手的正上方，皮肤接触皮肤。置于下方的手保持柔软并提供支撑，而置于上方的手轻轻地按下客户身体，不要强力压迫受限部位或滑过皮肤（这与使用交叉手放松按压深层受限部位相同）。当使用双手接触客户皮肤时，调用意识或集中于柔软的双手，等待组织产生理顺感觉，并且移至下一个组织阻力屏障。当组织变得柔顺时，继续并略过完全放松的部位。该技术大约需要持续 5min 或更长时间。客户可以在治疗台上采用坐姿、站姿或躺姿接受横断面放松。

交叉手放松与纵向轴放松延长组织，而横断面放松则按压组织。由于筋膜是一种三维连续网状物，可向任何方向放松和延长，也可向任何方向移动和理顺。

五、筋膜松解与筋膜回弹

筋膜松解与筋膜回弹构成了约翰·巴尔内斯持续筋膜松解方法三角区域的两点。第三点是技术。

如果没有本能与自发的松解与回弹现象，以及客户与治疗师之间没有感观意识和直觉连接，那么纯粹的技术应用就变得更加空洞，几乎没有任何意义。筋膜松解技术施行中是否出现筋膜松解和回弹现象正如听见音乐和听音乐之间的差别。

筋膜松解是身体或整个身体任何部位自发的运动。这是一个正常且自然的过程，发生在睡眠周期。治疗师可以直观感觉到松解微妙的开始，协助并促进该过程，帮助客户身体与心灵获得放松。

筋膜回弹可以由治疗师实现或自发产生。回弹是用来表示晃动组织、关节和四肢，使固体返回流体状态并改进组织与关节运动性和移动性的术语。

回弹和松解通常组合使用，不涉及具体技术。在筋膜组织开始软化和理顺时使用。当基质返回到流体状态时，物理和情绪受限处会得到放松，能量会积聚并随后排放。这种排放促使身体运动。运动可以相当优雅而温和，也可以快速而笨拙，可以带有情绪成分或不带情绪成分。运动和反应完全取决于客户。

第三节　筋膜松解技术的应用

一、交叉手放松

（一）腿部技术

1. 交叉手放松大腿前侧（见图3-1）

大腿前侧交叉手放松是最简单的一种技术，因而是找到筋膜松解感觉的最佳方法。注意，笔者使用的术语是"大腿前侧"而非"股四头肌区域"。这是因为治疗师能找到比单块肌肉所带来的更多的感受。我们常常关注肌肉而忽视了构成整个人体组织的其他结构和软组织。在执行筋膜松解时，治疗师应关注三维筋膜基质，以及支撑和保护该基质的所有构成部分。

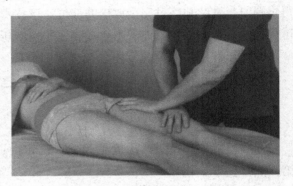

图3-1　大腿前侧交叉手放松法

• 客户在治疗台上采用仰卧姿势，面朝上，尽可能舒适地露出身体部位，记住不要使用任何按摩油、润滑剂或按摩膏。在执行筋膜松解时，无须覆盖毛巾、床单和被子，因为治疗师需要不断查看和"倾听"客户身体发生的情况。如果盖住身体，将会错过一些东西。

• 站在治疗台一侧。

• 放松自己的身体，让自身感觉舒适，专注于客户的需求。

• 设定沟通意图，帮助并响应客户端，而不是只关注自己所做的事。

• 告知客户你将要做的事。

• 将一只手平放于客户髌骨上方软组织处，手呈弧状，使用拇指与食指轻握髌骨。

• 将另一只手平放于客户大腿，指尖朝向相反方向，双手交叉。

• 让治疗师置于客户大腿上的双手变得柔软。

• 让客户关注治疗师双手所在的位置，并放松其身体，感受治疗师的双手。

• 按压组织，寻找导致组织产生阻力的微妙的深层屏障。

• 等待双手按压后的组织变柔软（黄油融化的感觉），接着松开双手下面的组织，轻柔缓慢地按压下一个导致组织阻力的深层屏障（下一个更深层的受限处）。停在此处并等待放松，然后再深入下一个组织屏障。记住，切勿强迫组织，始终保持柔和。

- 注意组织的变化，体会双手之间的组织变得柔软并且向内放松的感觉。

- 持续向内施压，同时松开双手之间的部位（双手彼此远离，而不是用力推动组织屏障），注意不要滑动或滑过皮肤。接着处理另外两个平面，持续施力并等待出现放松和柔软的感觉。

- 观察客户身体，询问客户是在关注治疗师双手下方的区域还是身体其他区域。

- 最后感受双手下方的另一个方向，这是第三个维度。采用与前两个维度相同的方式按压并放松，同样注意不要用力或滑动皮肤。

- 每当组织某个方向得到放松时，略过放松的组织，停在下一个屏障处，继续按压深层屏障。

- 保持实施放松技术大约 5min 或以上，以取得最佳效果。

- 再次询问客户是否注意到身体发生的变化。慢慢松开双手，查看客户身体发红的区域。

- 如果客户的身体有了感觉、情绪、运动、变热或变冷的情况，或者观察到客户身体发红的区域，则表明这些区域可能影响人的身体或情绪，需要接受后续治疗。

2. 交叉手放松膝前关节（见图 3-2）

由于小腿前侧的软组织比大腿前侧少很多，即使采用相同的交叉手放松技术，还是会感觉到组织结构的差别，双手能够感到骨骼部位产生更多的阻力。

- 客户采用仰卧姿势，腿部伸直。

- 治疗师站在治疗台一侧。

- 将一只手置于客户膝关节下方，指尖朝向客户足部，那里可以感觉到胫骨。让这只手在该区域上方变

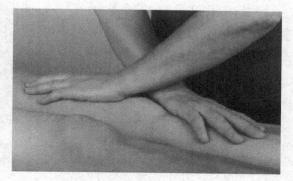

图 3-2　膝前关节交叉手放松法

得柔软，以使整只手表面（包括手指）都与客户小腿接触。

- 将另一只手置于客户膝关节上方，指尖朝向客户髋关节，再次确保整只手表面和手指都与客户大腿接触。

- 按压客户的组织深层屏障处，等待并沿着三个方向放松组织。

- 避免强力压迫组织或滑动、滑过皮肤。

- 实施该技术至少 5min，以获得最佳效果。

3. 交叉手放松小腿前侧（见图3-3）

正如交叉手放松膝关节一样，小腿前侧组织与大腿前侧组织产生的感觉不同。注意双手下方组织的差异和理顺感。

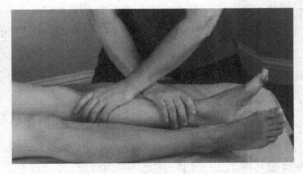

图3-3　小腿前侧交叉手放松法

- 客户采用仰卧姿势，腿部伸直。
- 治疗师站在治疗台一侧。
- 将一只手置于客户靠近踝关节处的小腿前侧，皮肤紧密接触，使用拇指与食指握住踝关节前部，手指环绕脚踝内侧。
- 将另一只手置于客户膝关节下方，指尖朝向客户髋关节，再次确保整只手表面和手指都与客户小腿接触。
- 按压客户的组织深层屏障处，等待并沿着三个方向放松组织。
- 避免强力压迫组织或滑动、滑过皮肤。
- 实施该技术至少5min，以获得最佳效果。

4. 交叉手放松足弓内侧（见图3-4）

该技术不仅可以放松足底筋膜，还可以放松足部向上的整个筋膜，并且能够为足部功能带来巨大的好处。

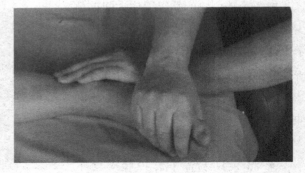

图3-4　足弓内侧交叉手放松法

- 客户采用仰卧姿势，腿部伸直，略微向外旋，并且根据需要提供支撑，小心保护膝关节。
- 治疗师坐在治疗台的底部。
- 将一只手置于足内前方（第一跖骨前部），皮肤紧密接触，将这里作为抓手。
- 将另一只手置于踝关节内侧，皮肤紧密接触，将跟骨作为抓手。
- 按压客户的组织深层屏障处，等待并沿着三个方向放松组织。
- 避免强力压迫组织或滑动、滑过皮肤。
- 实施该技术至少5min，以获得最佳效果。

5. 交叉手放松大腿后侧（见图3-5）

在腿部执行任何筋膜松解技术都有助于保持膝关节、髋关节和足部的平衡，同时还能保持骨盆和上方结构的平衡。

- 客户采用俯卧姿势，腿部伸直。
- 治疗师站在治疗台一侧。
- 将一只手置于靠近客户膝关节后面的大腿后侧，皮肤紧密接触，指尖朝向客户脚踝或握住大腿。
- 将另一只手置于客户腘绳肌肌腱所附的坐骨结节下方，指尖朝向客户头部。

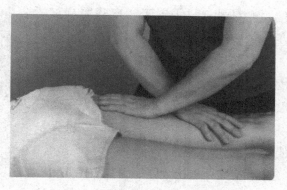

图 3-5　大腿后侧交叉手放松法

- 按压客户的组织深层屏障处，等待并沿着三个方向放松组织。
- 避免强力压迫组织或滑动、滑过皮肤。
- 实施该技术至少 5min，以获得最佳效果。
- 如果治疗师将双手置于坐骨结节处，并将其作为抓手，可以使该技术的作用范围更加集中。

6. 交叉手放松膝关节后侧（见图 3-6）

- 客户采用俯卧姿势，腿部伸直。站在治疗台一侧。
- 治疗师将一只手置于客户膝关节上方腿部后侧，皮肤紧密接触，指尖朝向客户头部。
- 将另一只手置于客户膝关节下方，指尖朝向客户脚踝。
- 按压客户的组织深层屏障处，等待并沿着三个方向放松组织。
- 避免强力压迫组织或滑动、滑过皮肤。

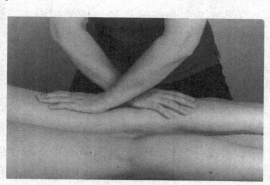

图 3-6　膝关节后侧交叉手放松法

- 实施该技术至少 5min，以获得最佳效果。

7. 交叉手放松小腿后侧（见图 3-7）

- 客户采用俯卧姿势，腿部伸直。脚踝置于治疗台末端外。
- 治疗师站在治疗台一侧。
- 将一只手置于客户小腿后侧，皮肤紧密接触，手指呈弧形，拇指与食指握住脚踝。

● 将另一只手置于客户膝关节正下方，指尖朝向客户头部。

● 按压客户的组织深层屏障处，等待并沿着三个方向放松组织。避免强力压迫组织或滑动、滑过皮肤。

● 实施该技术至少 5min，以获得最佳效果。

8. 交叉手放松大腿外侧（见图 3-8）

站在客户前面而非后面执行该技术可

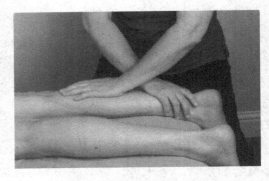

图 3-7 小腿后侧交叉手放松法

获得更好的人体力学结构。站在治疗台一侧也可提供更佳的人体力学结构。

● 客户采用侧卧体位，接受治疗的腿伸直，并使用枕头或另一只腿做支撑。

● 治疗师站在治疗台一侧的客户前面（或后面）。

● 将一只手置于客户膝关节上方腿部外侧，皮肤紧密接触，指尖朝向脚踝。将另一只手置于客户髋部外侧，指尖朝向客户髋部。

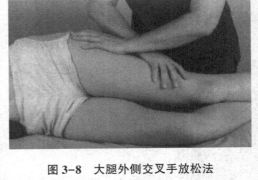

图 3-8 大腿外侧交叉手放松法

● 按压客户的组织深层屏障处，等待并沿着三个方向放松组织。

● 避免强力压迫组织或滑动、滑过皮肤。

● 实施该技术至少 5min，以获得最佳效果。

9. 交叉手放松膝关节外侧和小腿外侧（见图 3-9）

采用与交叉手放松大腿外侧相同的姿势和技术来放松膝关节外侧和小腿外侧。

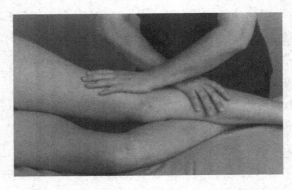

图 3-9 膝关节外侧和小腿外侧交叉手放松法

10. 交叉手放松大腿内侧（见图3-10）

- 客户采用侧卧体位，接受治疗的腿伸直，不接受治疗的腿稍微弯曲置于另一条腿前面，使用枕头支撑该腿。
- 治疗师站在治疗台一侧，客户后面。
- 将一只手置于客户膝关节上方腿部内侧，皮肤紧密接触，指尖朝向脚踝。将另一只手置于客户骨盆下方，指尖朝向骨盆。
- 按压客户的组织深层屏障处，等待并沿着三个方向放松组织。
- 避免强力压迫组织或滑动、滑过皮肤。
- 实施该技术至少5min，以获得最佳效果。
- 由于该结构依附耻骨区域，治疗该区域非常有利于骨盆平衡。
- 确保客户不会向前滚动，上方腿部拥有足够支撑；否则，治疗师的双手没有足够的操作空间。

11. 交叉手放松膝关节内侧和小腿内侧（见图3-11）

采用与交叉手放松大腿内侧相同的姿势与技术放松膝关节内侧和小腿内侧。

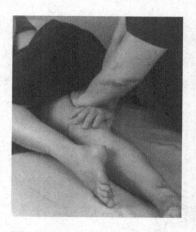 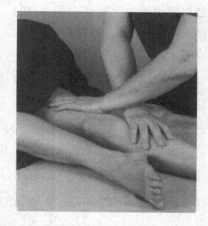

图3-10 大腿内侧交叉手放松法　　图3-11 膝关节内侧和小腿内侧交叉手放松法

（二）手臂技术

1. 交叉手放松上臂（见图3-12）

- 客户采用仰卧姿势，手臂伸直，肩关节向外旋转，掌心向上。
- 治疗师站在治疗台一侧。
- 将一只手置于客户上臂处，皮肤紧密接触，手部触摸肩关节，指尖朝向客户头部。
- 将另一只手置于客户肘部正上方，指尖朝向客户手腕。
- 按压客户的组织深层屏障处，等待并沿着三个方向放松组织。

- 避免强力压迫组织或滑动、滑过皮肤。
- 实施该技术至少5min，以获得最佳效果。

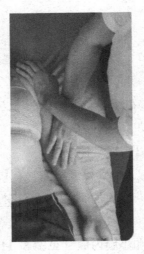

图3-12　上臂交叉手放松法

2. 交叉手放松肘关节（见图3-13）

- 客户采用仰卧姿势，手臂伸直，肩关节向外旋转，掌心向上。
- 治疗师站在治疗台一侧。
- 将一只手置于客户上臂，皮肤紧密接触，指尖朝向客户头部。将另一只手置于客户肘部正下方，指尖朝向客户手腕。
- 按压客户的组织深层屏障处，等待并沿着三个方向放松组织。
- 避免强力压迫组织或滑动、滑过皮肤。
- 实施该技术至少5min，以获得最佳效果。

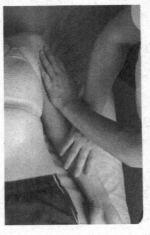

图3-13　肘关节交叉手放松法

3. 交叉手放松前臂和手腕（见图3-14）

● 客户采用仰卧姿势，手臂与手腕伸直，肩关节向外旋转，掌心向上。

● 治疗师站在治疗台一侧。

● 将一只手置于客户前臂，皮肤紧密接触，指尖朝向客户头部。

● 将另一只手置于客户手腕正下方，指尖朝向客户手指。

● 按压客户的组织深层屏障处，等待并沿着三个方向放松组织。

● 避免强力压迫组织或滑动、滑过皮肤。

● 实施该技术至少5min，以获得最佳效果。

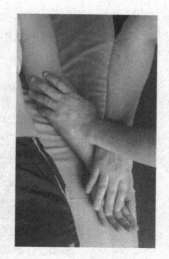

图3-14　前臂和手腕交叉手放松法

4. 手掌伸展放松技术（见图3-15）

虽然执行该技术无须交叉双手，但由于其应用过程与交叉手放松技术相似而被纳入此处。

● 客户采用仰卧姿势，接受治疗的手臂平放于治疗台上。

● 治疗师站在治疗台一侧。

● 将客户的一只手抬离治疗台，手心向上。

● 使用双手拇指侧轻轻而安全地握住手腕区域。

● 在客户手背弯曲手指，以支撑客户的手部与手腕，轻轻地向前推动手背，扩展手腕与手部。

● 按压客户的组织深层屏障处，等待并沿着三个方向放松组织。

● 避免强力压迫组织或滑动、滑过皮肤。

● 实施该技术至少5min，以获得最佳效果。

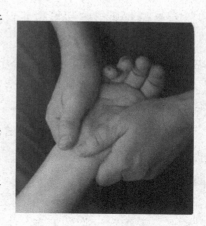

图3-15　手掌伸展放松法

（三）躯干技术

1. 交叉手放松胸部与腋窝侧面（见图3-16）

● 客户采用仰卧姿势，手臂与手腕舒适置于客户头部，必要时提供支撑。

● 治疗师站在或坐在治疗台一侧。

● 将一只手置于客户肘部正上方，与上臂皮肤紧密接触，指尖朝向客户手腕。将另一只手置于腋窝正下方肋骨侧面，指尖朝向客户足部。

- 按压客户的组织深层屏障处，等待并沿着三个方向放松组织。
- 避免强力压迫组织或滑动、滑过皮肤。
- 实施该技术至少 5min，以获得最佳效果。

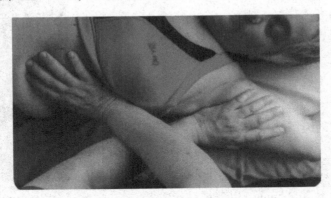

图 3-16　胸部与腋窝侧面交叉手放松法

2. 交叉手放松胸部上方（胸肌区域）（见图 3-17）

- 客户采用仰卧姿势，不使用枕头，接受治疗的手臂与手腕伸直，手掌向上，在肩关节处向外旋转手臂。将客户头部与颈部扭转，远离正在接受治疗的一侧。
- 治疗师根据舒适度选择站在治疗台的顶部或侧面。
- 将一只手置于客户肩关节前侧，皮肤紧密接触，指尖朝向客户手腕，略微侧向客户手臂轮廓。
- 将另一只手略微侧向正在接受治疗的胸骨，手指置于胸骨上方，指尖朝向对侧的肩膀。

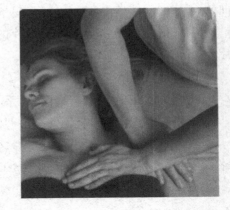

图 3-17　胸部上方（胸肌区域）交叉手放松法

- 按压客户的组织深层屏障处，等待并沿着三个方向放松组织。
- 避免强力压迫组织或滑动、滑过皮肤。
- 实施该技术至少 5min，以获得最佳效果。

3. 交叉手放松横膈膜区域（见图 3-18）

- 客户采用仰卧姿势。
- 治疗师站在治疗台一侧。
- 将一只手置于客户胸部正下方腹部中央，皮肤紧密接触，指尖朝向客户足部。

● 将另一只手置于客户胸骨处，指尖朝向客户头部。

● 按压客户的组织深层屏障处，等待并沿着三个方向放松组织。

● 避免强力压迫组织或滑动、滑过皮肤。

● 实施该技术至少 5min，以获得最佳效果。

4. 交叉手放松髋部前侧（见图 3-19）

● 客户采用仰卧姿势，腿部伸直。

● 治疗师站在治疗台一侧。

● 将一只手置于客户髂前上棘（ASIS）正上方的下腹区域，皮肤紧密接触，指尖朝向另一侧肩膀。

● 将另一只手置于髂前上棘正下方的大腿上侧，指尖朝向客户足部。

● 按压客户的组织深层屏障处，等待并沿着三个方向放松组织。

● 避免强力压迫组织或滑动、滑过皮肤。

● 实施该技术至少 5min，以获得最佳效果。

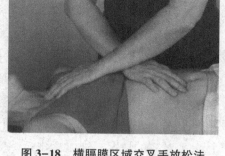

图 3-18　横膈膜区域交叉手放松法

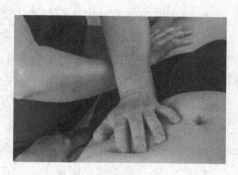

图 3-19　髋部前侧交叉手放松法

5. 交叉手放松大腿前侧和髂骨旋前（见图 3-20）

该技术与本章介绍的其他交叉手放松技术相同，然而此处描述的手部位置更加具体，以便治疗师可以使用该技术来解决髂骨旋前的问题。

为了观察并感受该技术的作用，需要定位并且标记客户身上的四个骨骼标志：两个髂前上棘和两个髂后上棘（PSIS）。

在使用交叉手放松髂骨旋前之前执行下列骨盆评估大有帮助。

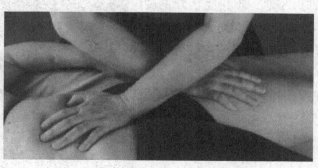

图 3-20　大腿前侧和髂骨旋前交叉手放松法

（1）骨盆触诊评估。

- 客户在治疗台上仰卧，膝关节弯曲，双足并拢，往臀部靠近。

- 现在让客户将髋部抬离治疗台，确认完全离开台面，接着髋部放回原位，伸直双腿。这让治疗师能够直观评估骨盆中出现的任何不平衡问题，由于客户在这个过程中处于失重状态，因此治疗师不会受到代偿模式的干扰。

- 让客户双腿伸直。

- 治疗师站在治疗台台脚处，让客户双足脚踝并拢，注意观察踝骨内侧（踝关节）水平对齐的情况。通常会出现一侧踝骨看起来比另一侧踝骨要低。

- 接下来，站至客户髋部一侧，并将双手平放于髂前上棘上面。

- 使用拇指作为标记，钩住两个髂前上棘，并观察其是否高低不一。

髂前上棘较低的一侧，其踝骨通常也较低，这称为骨盆失衡和下肢不等长。这是一种非常简单的评估，如果对于髂前上棘较低的一侧实施下列技术，接着让客户再次抬起髋部重新测试，便可以观察到显著效果。

（2）交叉手放松平衡髂骨旋前。

- 客户采用仰卧姿势，腿部伸直。

- 治疗师站在治疗台一侧，即髂前上棘较低的一侧。

- 将一只手置于客户髂前上棘，皮肤紧密接触，指尖朝向客户头部。

- 将另一只手置于髂前上棘正下方的大腿，指尖朝向客户足部。

- 按压客户的组织深层屏障处，等待并沿着三个方向放松组织。

- 避免强力压迫组织或滑动、滑过皮肤。

- 实施该技术至少 5min，以获得最佳效果。

- 当组织得到放松时，你开始感觉到髂骨后旋或倾斜。

- 继续放松，鼓励移动髂骨，逐一放松各个屏障处，该技术执行完毕，再重新检查骨骼标志。

6. 交叉手放松下腹和对侧大腿内侧（见图3-21）

- 客户采用仰卧姿势，不接受治疗的腿伸直，接受治疗的腿向外旋，以舒适的方式外展髋部，膝关节弯曲，使用枕头支撑腿部。

- 为客户进行相应遮盖。

- 治疗师站在治疗台一侧。

- 将一只手置于客户髂前上棘正上方的下腹区域，皮肤紧密接触，指尖朝向客户头部与同侧肩部。

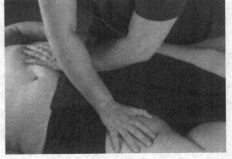

图3-21　下腹和对侧大腿内侧交叉手放松法

- 将另一只手置于大腿内侧连接腹股沟的区域，指尖朝向客户膝关节。
- 按压客户的组织深层屏障处，等待并沿着三个方向放松组织。
- 避免强力压迫组织或滑动、滑过皮肤。
- 实施该技术至少 5min，以获得最佳效果。

7. 交叉手放松大腿内侧和腹股沟区域（见图 3-22）

- 客户采用仰卧姿势，以舒适的方
式外旋和外展髋关节，根据需要使用枕
头支撑。

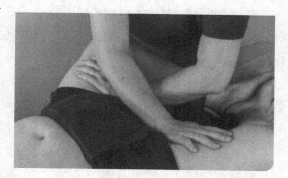

- 为客户进行相应遮盖。
- 治疗师站在治疗台一侧，脸面向
客户头部。
- 将一只手置于客户大腿内侧和耻
骨附近的腹股沟区域，皮肤紧密接触。
- 将另一只手置于另一条大腿内侧
腹股沟区域的相应位置。

图 3-22　大腿内侧和腹股沟区域交叉手放松法

- 按压客户的组织深层屏障处，等待并沿着三个方向放松组织。
- 避免强力压迫组织或滑动、滑过皮肤。
- 实施该技术至少 5min，以获得最佳效果。

8. 交叉手放松腰骶连接处（L5/S1 减压术）（见图 3-23）

- 客户采用俯卧姿势，腿部伸直。
- 治疗师站在治疗台一侧。
- 将一只手置于客户骶骨上
面，皮肤紧密接触，手呈弧形，穿过
骶骨并轻触臀部裂缝。

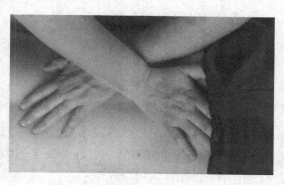

- 将另一只手置于下腰椎，指尖
朝向客户头部。
- 按压客户的组织深层屏障
处，等待并沿着三个方向放松组织。

图 3-23　腰骶连接处交叉手放松法

- 避免强力压迫组织或滑动、滑
过皮肤。
- 实施该技术至少 5min，以获得最佳效果。

9. 交叉手放松上背部（见图3-24）

- 客户采用俯卧姿势。
- 治疗师站在治疗台的顶部。
- 将一只手手掌侧向于脊柱，皮肤紧密接触，手指划过肩胛骨内侧边缘以及肩胛骨上面。
- 将另一只手置于相对侧的同一地方。
- 按压客户的组织深层屏障处，等待并沿着三个方向放松组织。
- 避免强力压迫组织或滑动、滑过皮肤。
- 实施该技术至少5min，以获得最佳效果。

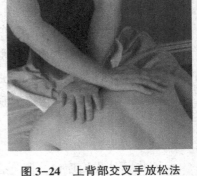

图3-24 上背部交叉手放松法

10. 交叉手放松腰部和一侧大腿后侧（见图3-25）

- 客户采用俯卧姿势。
- 治疗师站在治疗台一侧。
- 将一只手置于客户腰部，皮肤紧密接触。
- 将另一只手置于对侧的大腿后侧，皮肤紧密接触。
- 按压客户的组织深层屏障处，等待并沿着三个方向放松组织。
- 避免强力压迫组织或滑动、滑过皮肤。
- 实施该技术至少5min，以获得最佳效果。

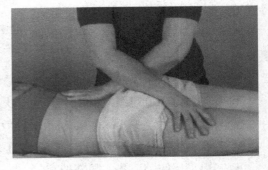

图3-25 腰部和一侧大腿后侧交叉手放松法

11. 交叉手放松腰部侧面区域（见图3-26）

- 客户呈对角线躺在治疗台上，上面的腿伸直，稍微靠后至治疗台边缘。
- 在客户腰部下方放置一个小枕头或卷起的毛巾，以保持腰椎中立位。
- 如果可以，让客户将上臂置于头部（或尽量向前），以最大限度延长身体。
- 治疗师站在治疗台一侧，客户后面。
- 将一只手置于髂嵴上面，皮肤紧密接触，作为抓手，指尖朝向客户足部。

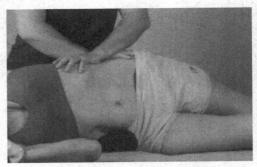

图3-26 腰部侧面区域交叉手放松法

- 双手交叉覆盖肋骨与髋部之间的软组织，另一只手指尖朝向客户头部。

- 按压客户的组织深层屏障处，等待并沿着三个方向放松组织。
- 避免强力压迫组织或滑动、滑过皮肤。
- 实施该技术至少5min，以获得最佳效果。
- 该技术执行完毕，将客户的手臂和腿抬回中线。

12. 交叉手放松髋部外侧（见图3-27）

- 客户呈对角线躺在治疗台上，上面的腿伸直，稍微靠后至治疗台边缘。
- 在客户腰部下方放置一个小枕头或卷起的毛巾，以保持腰椎中立位。
- 如果可以，让客户将上臂置于头部（或尽量向前），以最大限度延长外侧组织。
- 治疗师站在治疗台一侧，客户后面。
- 将一只手置于上面大腿侧面，皮肤紧密接触，指尖朝向客户足部。

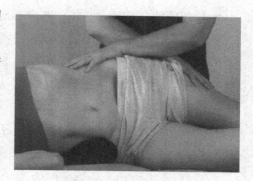

图3-27 髋部外侧交叉手放松法

- 将一只手交叉于另一只手，稍低于髂嵴，指尖朝向客户头部。
- 按压客户的组织深层屏障处，等待并沿着三个方向放松组织。
- 避免强力压迫组织或滑动、滑过皮肤。
- 实施该技术至少5min，以获得最佳效果。
- 该技术执行完毕，将客户的手臂和腿抬回中线。

13. 交叉手放松侧卧位颈部侧面与肩膀外侧（见图3-28）

- 客户侧卧于治疗台上，无须枕头，上臂置于身体侧面。
- 治疗师以舒适为准，站在或坐在治疗台的顶部或顶角。
- 将一只手置于肩膀前外侧，皮肤紧密接触，以肩关节作为抓手，指尖朝向客户髋部。
- 将另一只手置于颈部和脸部侧面，皮肤紧密接触。如图3-28（上），如果双手交叉，指尖朝向客户头部；如图3-28（下），双手不交叉，指尖朝向客户足部。
- 按压客户的组织深层屏障处，等待并沿着三个方向放松组织。
- 避免强力压迫组织或滑动、滑过皮肤。

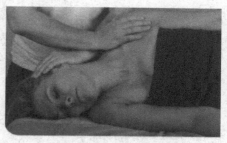

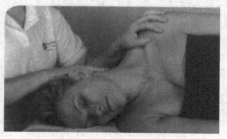

图3-28 颈部侧面与肩膀外侧交叉手放松法

- 实施该技术至少 5min，以获得最佳效果。

14. 交叉手放松胸廓侧面和肩膀外侧（见图3-29）

- 客户呈对角线躺在治疗台上，上面的腿伸直，稍微靠后至治疗台边缘。
- 在客户腰部下方放置一个小枕头或卷起的毛巾，以保持腰椎中立位。
- 如果可以，让客户将上臂置于头部（或尽量向前），以最大限度延长外侧组织。
- 治疗师站在治疗台一侧，客户后面。
- 将一只手置于胸廓侧面，皮肤紧密接触，指尖朝向客户足部。
- 将另一只手置于肩膀侧面，指尖朝向客户头部。
- 按压客户的组织深层屏障处，等待并沿着三个方向放松组织。
- 避免强力压迫组织或滑动、滑过皮肤。
- 实施该技术至少 5min，以获得最佳效果。
- 该技术执行完毕，将客户的手臂和腿抬回中立位。

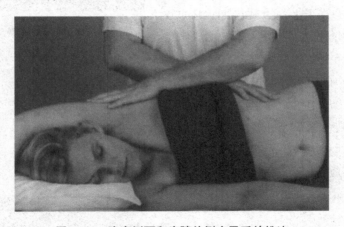

图 3-29 胸廓侧面和肩膀外侧交叉手放松法

（四）头部和颈部技术

1. 交叉手放松颈部侧面（见图3-30）

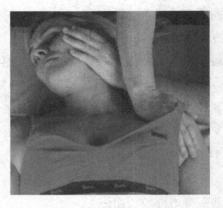

图 3-30 颈部侧面交叉手放松法

- 客户采用仰卧姿势，不使用枕头，手臂与手腕伸直，手臂在肩关节处向外旋，与治疗师同侧的掌心朝上。
- 将客户头部与颈部转至远离治疗师一侧。
- 治疗师坐在或站在治疗台顶角、边缘或顶部。
- 将一只手置于客户胸部，皮肤紧密接触，手掌接触锁骨，指尖朝向客户同侧肘部。

● 将另一只手置于低于下巴位置（下颌骨），将其作为抓手，指尖朝向客户头部顶端。

● 按压客户的组织深层屏障处，等待并沿着三个方向放松组织。

● 避免强力压迫组织或滑动、滑过皮肤。

● 实施该技术至少5min，以获得最佳效果。

2. 放松脸部与下颌侧面（见图3-31）

虽然该技术的应用过程与交叉手放松技术相似，但是治疗师无须交叉双手。

● 客户采用仰卧姿势，无须枕头，头部轻微转向正在接受治疗的对侧。

● 治疗师坐在或站在治疗台的顶角、边缘或顶部。

● 将一只手置于稍高于客户眼睛旁的颧骨区域，皮肤紧密接触，指尖朝向远离治疗师的方向。

● 为了手腕与肩膀舒适，双手垂直置于客户脸部。

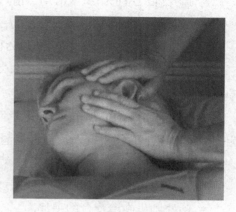

图3-31 脸部与下颌侧面放松法

● 将另一只手置于下颌骨，指尖朝向远离治疗师的方向。

● 按压客户的组织深层屏障处，等待并沿着三个方向放松组织。

● 避免强力压迫组织或滑动、滑过皮肤。

● 实施该技术至少5min，以获得最佳效果。

3. 放松眼窝（见图3-32）

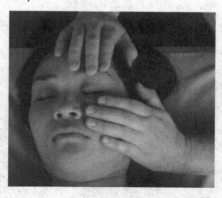

图3-32 眼窝区放松法

虽然该技术的应用过程与交叉手放松技术相似，但是治疗师无须交叉双手。要求客户在接受该技术治疗之前取下隐形眼镜。

- 客户采用仰卧姿势，无须枕头，头部轻微转向正在接受治疗的对侧。
- 治疗师坐在或站在治疗台的顶角、边缘或顶部。
- 将一只手置于上眼眶，皮肤紧密接触，指尖朝向客户足部。
- 将另一只手置于颧骨，指尖朝向远离你的方向（双手应保持垂直）。
- 手指慢慢按压客户的组织，等待并沿着三个方向放松组织。
- 避免强力压迫组织或滑动、滑过皮肤。
- 实施该技术至少 5min，以获得最佳效果。

4. 交叉手放松前颈椎（见图 3-33）

虽然该技术被视为交叉手放松技术，但由于该技术是施用于身体，特别是颈椎以治疗枕骨下区域与颈椎结构的，因此与其他放松技术略有不同。

支撑头部与颈部的那只手等待头部变柔软，颈部变长，放松后松开，移至下一个阻力。同时，上面的手按入胸部和胸骨区域，等待出现向内和向下方向（朝向足部）理顺的感觉。正如其他交叉手放松技术一样，采用相同方式放松一个又一个组织屏障。

- 客户采用仰卧姿势，无须枕头。
- 治疗师坐在治疗台的顶部。
- 用一只手支撑客户头部，以手腕舒适为准，指尖朝向足部或者其中一个肩膀。
- 将另一只手置于客户胸部，皮肤紧密接触，手掌接触胸骨，指尖朝向客户足部。
- 治疗师让客户头部在其提供支撑的手上变得柔软，然后上面的手按入组织阻力的深层屏障处，等待直至组织放松。
- 当客户颈部柔软并得到放松时，治疗师轻轻地将客户的头部与颈部拖向自己，同时使用上面的手轻轻向足部方向施力。
- 处理一个又一个屏障，直到产生显著的放松。
- 始终在组织屏障处等待，避免强力压迫组织或滑动、滑过皮肤。
- 实施该技术至少 5min，以获得最佳效果。

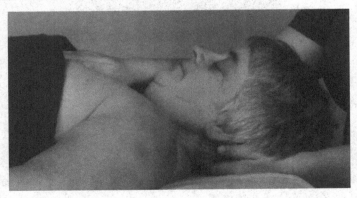

图 3-33　前颈椎交叉手放松法

二、纵向轴放松

（一）仰卧牵引法

1. 仰卧牵引手臂（见图3-34）

- 客户采用仰卧姿势，无须枕头。这种姿势有助于治疗师完成手臂环行运动，不涉及筋膜技术。

- 治疗师站在治疗台一侧。

- 采用舒适方式，双手轻轻握住客户前臂，不要抓住客户手腕。将手臂轻轻抬离治疗台，保持自己背部与肩部保持舒适。

- 身体稍微向后倾斜并轻轻牵引手臂，直至感觉到终末感微妙的阻力；不要强制越过客户痛点或滑过皮肤。

- 持续牵引，同时围绕肩关节外旋手臂，直至感觉到组织阻力和终末感，同样不要强制越过客户痛点。

- 保持前两个维度施力，外展手臂至离开身体，直至再次感觉到组织阻力和终末感，不要强制越过客户痛点。

- 保持这三个屏障的施力，等待它们逐一放松，略过放松的组织，移至下一个组织屏障处，放松一个再接着放松另一个。

- 随着手臂得到放松，进一步采用外展和外旋，并且过程逐渐加长。

- 与客户交谈治疗的任何效果与反应。

- 最终，将客户手臂置于其头部上方。持续牵引手臂，并且在头部上方等待进一步放松（现在应该指向天花板）。握着客户的手臂移至治疗台对面。

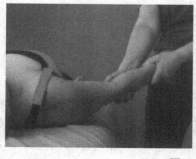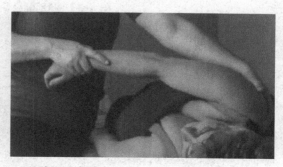

图3-34　手臂仰卧牵引法

2. 仰卧牵引腿部（见图3-35）

- 客户采用仰卧姿势。

- 治疗师站在治疗台一侧，朝向治疗台较低一端。

● 面向客户头部，双手采用舒适的方式，轻轻握住客户的小腿。将客户的腿部轻轻抬离治疗台，保持自己背部与肩部保持舒适；如果可以的话，使用一只手背屈脚踝。

● 身体稍微向后倾斜并轻轻牵引客户的腿部，直至感觉到终末感微妙的阻力。持续牵引，同时在髋关节处外旋腿部，直至找到组织阻力和终末感。

● 保持前两个维度持续施力，同时外展腿部至离开身体，直至找到组织阻力和终末感。

● 保持这三个屏障的施力，等待它们逐一放松，略过放松的组织，移至下一个组织屏障处，放松一个再接着放松另一个。

● 随着腿部得到放松，进一步采用外展和外旋动作，并且过程逐渐加长。

● 与客户交谈治疗的任何效果和反应，并检查客户的膝关节是否舒服。

● 当客户腿部无法进一步外展时，继续牵引，将客户的足部缓缓向天花板抬起，再进行外展，移至髋关节屈曲处，等待理顺和放松。在治疗台底部拖着客户的腿部来回移动。然后开始执行内旋动作。

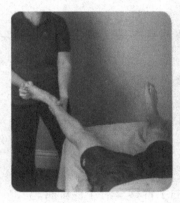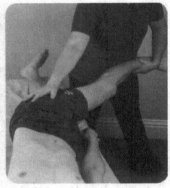

图3-35　腿部仰卧牵引法

3. 仰卧牵引肘部（见图3-36）

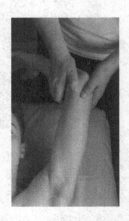

● 客户采用仰卧姿势。

● 治疗师站在治疗台的顶部。

● 轻轻握住客户的手臂，将其抬高至头部肩关节屈曲处，使肘部弯曲。手指环绕客户弯曲的肘部，拇指朝向肘部后侧。

● 治疗师轻轻地将肘部抬向天花板直至出现组织阻力，同时稍微向后倾斜，向自己的方向牵引肘部和手臂直至出现组织阻力。

● 与客户交谈治疗的任何效果和反应。

● 持续牵引，直到客户感觉到整个手臂和肩膀得到拉伸。

图3-36　肘部仰卧牵引法

- 记住，不要强制越过任何方向的痛点或滑过皮肤。务必保持实施该技术至少5min 或以上，以获得最佳效果。

（二）俯卧位牵引

1. 俯卧牵引手臂（见图 3-37）

- 客户采用俯卧姿势。治疗师站在治疗台一侧。

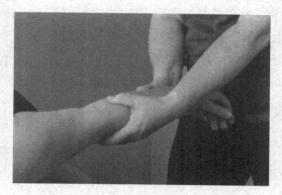

- 治疗师面向客户头部，双手采用舒适方式，轻轻握住客户的前臂；不要抓住客户手腕。将客户的手臂轻轻地抬离治疗台，保持自己背部与肩部的舒适。

- 身体稍微向后倾斜并轻轻牵引客户的手臂，直至感觉到终末感微妙的阻力。

图 3-37　手臂俯卧牵引法

- 持续牵引，同时在肩关节处向外旋转手臂，直至感到组织阻力和终末感。

- 保持前两个维度持续施力，同时外展手臂至离开身体，直至感到组织阻力和终末感。

- 保持这三个屏障的施力，略过放松的组织，移至下一个组织屏障处，放松一个再接着放松另一个。

- 随着手臂得到放松，进一步采用外展和外旋动作，并且过程逐渐加长。当放松到肩部屈曲处时，将客户的手臂移动到治疗台顶部。

- 与客户交谈治疗的任何效果和反应。持续牵引，直至感到客户整个手臂得到拉伸；然后慢慢地内收手臂回至客户侧面。

- 记住，不要强制越过任何方向的痛点或滑过皮肤。务必保持实施该技术至少5min 或以上，以获得最佳效果。

2. 俯卧牵引腿部（见图 3-38）

- 客户采用俯卧姿势，靠近治疗台一边（治疗师的一边），并将足部和脚踝置于治疗台底部之外，头部转向侧面。

- 治疗师站在侧面，朝向治疗台较低一端。

- 面向客户头部，双手采用舒适方式，轻轻握住客户的小腿；并将小腿轻轻地抬离治疗台，保持自己背部与肩部舒适。如果可以的话，使用一只手背屈脚踝。

- 稍微向后倾斜并轻轻地牵引客户的腿部，直至感觉到终末感微妙的阻力。

● 持续牵引，同时在髋关节处外旋腿部，直至感觉到组织阻力和终末感。

● 保持前两个维度持续施力，同时外展腿部至离开身体，直至感觉到组织阻力和终末感。

● 保持这三个屏障的施力，停在此处并等待放松，再移至下一个组织屏障处，放松一个再接着放松另一个。

● 随着腿部得到放松，进一步采用外展和外旋动作，并且过程逐渐加长。

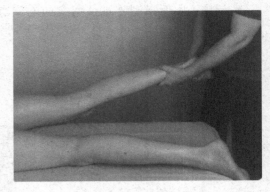

图 3-38 腿部俯卧牵引法

● 与客户交谈治疗的任何效果和反应，并检查膝关节是否舒服。

● 持续牵引，直至感觉到整个腿部和髋部得到拉伸。继续牵引腿部，并通过内收将其轻轻地移回中线。

● 记住，不要强制越过任何方向的痛点或滑过皮肤。务必保持实施该技术至少5min 或以上，以获得最佳效果。

（三）双侧位牵引

1. 双臂俯卧与仰卧牵引（见图 3-39）

无论客户采用俯卧还是仰卧姿势，所实施的技术都基本相同，效果差别来自通过身体的牵拉线方向不同。基本上，治疗师可以通过客户适当的体位来定位组织具体位置。这也是一种有效的评估工具，用于感觉身体两侧之间筋膜拖拽的差异。

● 客户采用俯卧或仰卧姿势。

● 治疗师站在治疗台的顶部。

● 帮助客户将手臂置于头部上方。

● 如果客户觉得舒服的话，轻轻握住客户手腕上方的前臂，或者肘部附近。

● 稍微向后倾斜并轻轻牵引手臂，直至感觉到终末感微妙的阻力。

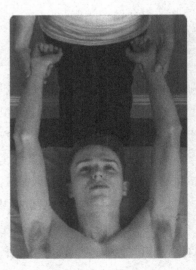

图 3-39 双臂俯卧与仰卧牵引法

● 与客户交谈治疗的任何效果和反应。

● 持续牵引，直至感觉到双臂和双肩得到拉伸，然后慢慢地将手臂放回客户两侧。

● 记住，不要强制越过任何方向的痛点或滑过皮肤。务必保持实施该技术至少

5min 或以上，以获得最佳效果。

2. 双腿俯卧与仰卧牵引（见图3-40）

采用牵引双臂相同的方式，牵引俯卧位和仰卧位的双腿。同时牵引两条腿，会使整个身体得到有效的放松，特别是骨盆和骶骨。

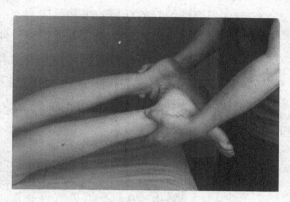

图3-40　双腿俯卧与仰卧牵引法

- 客户采用仰卧或俯卧姿势。
- 治疗师站在治疗台底部。
- 轻轻握住客户的双腿或脚踝上方，将其抬离治疗台，保持自己背部与肩部的舒适。

- 稍微向后倾斜并轻轻地牵引客户的腿部，直至感觉到终末感微妙的阻力。

- 与客户交谈治疗的任何效果和反应。

- 持续牵引，直至感觉到整个腿部和髋部两侧得到伸展。当你明显感觉到组织获得放松时，将其缓慢放回治疗台。

- 记住，不要强制越过任何方向的痛点或滑过皮肤。务必保持实施该技术至少5min 或以上，以获得最佳效果。

（四）相对侧和侧卧位牵引

1. 相对侧手臂与腿部俯卧和仰卧牵引（见图3-41）

人体不断尝试代偿功能障碍与重力。常见的例子是右髋和左肩功能障碍。一般来说，当你找到某个紧绷的组织（即无法延长）时，就会发现对侧组织的相应改变（即延长，但紧张时无法收缩）。必须放松紧绷组织和对侧组织才能促进平衡。此时，对侧牵引技术可以为客户提供帮助。该技术可以通过客户摆放体位由一位治疗师完成，或者如图3-41 中所示由两名治疗师完成。

- 客户采用俯卧或仰卧姿势。
- 治疗师站在治疗台顶部或底部一角。如果与一位治疗师共同执行该项技术，则第二位治疗师站在治疗台对角线的位置。
- 如果自己提供治疗，外展一侧肢体，直至感受到组织阻力和终末感，并使其舒适地置于治疗台和边缘。
- 治疗师站在对角，轻轻握住客户肢体，稍稍抬起肢体，牵引手臂或腿部，确保背部与肩部保持舒适。

- 稍微向后倾斜并轻轻牵引肢体，直至感觉到终末感微妙的阻力。肢体会根据其体位自然内旋或外旋。

- 与客户交谈治疗的任何效果和反应。

- 持续牵引，直至感觉到整个肢体得到拉伸，以及相对侧的肢体出现牵引感。

- 当治疗师明显感觉到组织得到拉伸和放松，慢慢地将肢体放回治疗台，更换另一侧肢体。移动至相对角的肢体，并重复该过程。

- 记住，不要强制越过任何方向的痛点或滑过皮肤。务必保持实施该技术至少5min 或以上，以获得最佳效果。

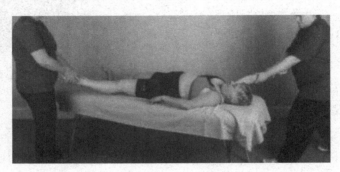

图 3-41　相对侧手臂与腿部俯卧和仰卧牵引法

2. 手臂与腿部侧卧牵引（见图 3-42）

与相对侧手臂与腿部牵引技术一样，手臂与腿部侧卧牵引通过客户有效摆放体位由一位治疗师完成，或者如图 3-41 中所示由两位治疗师共同完成：一位牵引手臂，另一位牵引腿部。

- 治疗师站在治疗台的顶部或底部，靠近客户。如果与另一位治疗师合作，则另一位治疗师应该站在治疗台相对侧。

- 客户呈对角线侧卧在治疗台上，上面的腿伸直，稍微靠后至治疗台边缘。

- 在客户腰部下方放置一个小型枕头或卷起的毛巾，以保持腰椎中立位。

- 如果客户能够将上面的手臂置于头顶（或者尽可能地置于前方），就可以最大限度地延长身体一侧的组织。

- 将客户的手臂或腿部向上抬离治疗台（体位为肩部弯曲，髋部稍微扩展），并牵引终末感和阻力屏障。

- 等待身体和侧面肢体出现柔顺和拉伸的感觉。当这种情况发生时，略过放松的组织，移至下一个组织屏障处，放松一个再接着放松另一个。

- 与客户交谈治疗的任何效果和反应。

- 轻轻更换肢体，移动至治疗台的另一端，并且轻轻牵引同侧肢体的组织屏障处，等待任何放松和拉伸。

● 记住，不要强制越过任何方向的痛点或滑过皮肤。务必保持实施该技术至少
5min 或以上，以获得最佳效果。

● 此项技术执行完毕，将客户的手臂与腿部放回中立位。

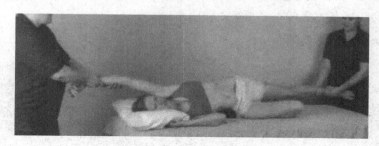

图 3-42 手臂与腿部侧卧牵引

三、按压放松

（一）软组织按压技术

1. 按压大腿前侧（见图 3-43）

● 客户采用仰卧姿势。

● 治疗师站在治疗台一侧。

● 双手并排置于客户大腿前侧。

● 双手柔软置于客户大腿上面。

● 要求客户关注治疗师双手所在
的位置，并放松其身体，感受治疗师
的双手。

● 按压组织，寻找导致组织产生
阻力的微妙的深层屏障。

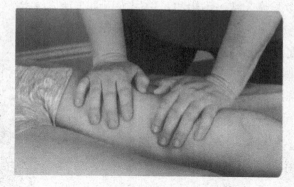

图 3-43 大腿前侧按压法

● 等待双手按压后的组织变柔软
（黄油融化的感觉）。接着，轻柔地借用身体重量按压组织，寻找下一个导致阻力的深
层屏障。停在此处并等待放松，接着继续放松。

● 注意组织的变化。最终治疗师会感觉到双手之间的组织变得柔软并且向内放松。

● 持续向内施压，同时松开双手之间的部位。双手靠拢寻找另外两个方向的组织
阻力。持续施力并等待出现放松和柔软的感觉。

● 接着，治疗师的双手会感受到另一个平面的运动。这就是第三个维度。采用与
前两个维度相同的松解术进行放松。

● 花费时间，不要强迫组织或滑动、滑过皮肤。等待大约 5min 或以上，以允许组

织重构和放松。

- 采用与交叉手放松技术相同的方式，沿着三个方向逐一放松各个屏障处，唯一不同的是使用按压而非延长技术。

- 按压放松后，再采用交叉手放松相同组织。

2. 按压大腿后侧（见图3-44）

- 客户采用俯卧姿势，腿部伸直。治疗师站在治疗台一侧。

- 治疗师将一只手置于客户靠近膝关节后面的大腿后侧，皮肤紧密接触。

- 将另一只手置于第一只手旁边，客户腘绳肌所附着的坐骨结节正下方。

- 按压组织，寻找导致组织产生阻力的微妙的深层屏障。

- 以交叉手放松技术相同的方式执行此技术，沿着三个方向放松一个又一个屏障，唯一不同的是使用按压而非延长技术。

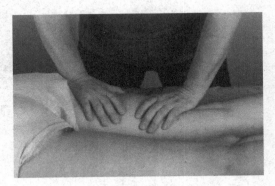

图3-44　大腿后侧按压法

- 不要着急，不要强迫组织或滑动、滑过皮肤。等待大约5min或以上，给予组织足够的时间进行重构和放松。

- 按压放松后，再采用交叉手放松相同组织。

3. 按压腰区侧面（见图3-45）

- 客户呈对角线方向侧卧在治疗台上，上面的腿伸直，使用长枕、枕头或另一腿提供支撑。

- 在客户腰部下方放置一个小枕头或卷起的毛巾，以保持腰椎中立位。

- 如果客户能够将上面的手臂置于头顶（或者尽可能地置于前方），就可以最大限度地延长身体侧面组织。

- 治疗师站在治疗台一侧，客户后面。

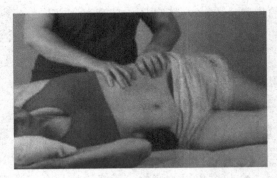

图3-45　腰区侧面按压法

- 将一只手置于髂骨上面，皮肤紧密接触，用作抓手。

- 无须交叉双手，将另一只手置于客户胸廓稍低部位。

- 按压组织，寻找组织产生阻力的微妙的深层屏障。

● 等待双手按压后的组织变柔软（黄油融化的感觉）。轻柔地借用身体重量按压组织，寻找下一个导致阻力的深层屏障。停在此处并等待放松，接着继续放松。

● 注意组织的变化。最终治疗师会感觉到双手之间的组织变得柔软并且向内放松。

● 持续向内施压，同时松开双手之间的部位。双手靠拢寻找另外两个维度的组织阻力。持续施力并等待出现放松和柔软的感觉。

● 接着，松开并移至组织第三个方向的组织屏障，同时保持放松另两个维度的组织屏障。

● 不要着急，不要强迫组织或滑动、滑过皮肤。等待大约5min或以上，给予组织足够时间进行重构和放松。

● 采用与交叉手放松技术相同的方式，沿着三个方向逐一放松各个屏障处，唯一不同的是使用按压而非延长技术。

● 按压放松后，再对该组织实施交叉手放松技术。将客户上面的腿移至治疗台边缘，稍微超过一侧。

● 此技术执行完毕，将客户的手臂和腿抬回中立位。

4. 按压上背部（见图3-46）

● 客户采用俯卧姿势。

● 治疗师站在治疗台的顶部。

● 将一只手的手掌置于客户的肩胛骨内侧缘，皮肤紧密接触。将另一只手置于客户后背另一侧的相同位置。

● 按压组织，寻找导致组织产生阻力的微妙的深层屏障。

● 采用与交叉手放松技术相同的方式，沿着三个方向逐一放松各个屏障，唯一不同的是使用按压而非延长技术。

● 不要着急，不要强迫组织或滑动、滑过皮肤。等待大约5min或以上，给予组织足够时间进行重构和放松。

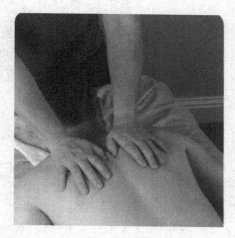

图3-46　上背部按压法

● 按压放松后，再采用交叉手放松相同组织。

（二）关节按压技术

1. 按压俯卧和仰卧手臂（见图3-47）

● 客户采用俯卧或仰卧姿势，无须使用枕头。

- 治疗师站在治疗台的一侧。
- 双手采用舒适方式轻轻握住客户前臂；用握手的方式（或位置），不要抓住客户手腕。将客户的手臂轻轻抬离治疗台，保持自己背部与肩部的舒适。
- 轻轻地从手腕按压至肘部，从肘部至肩膀，再从肩膀向上按压至颈部，直至找到微妙的组织阻力和终末感。
- 每当组织得到放松时，略过放松的组织，移至下一个组织屏障处，放松一个再接着放松另一个。
- 当组织得到显著放松时，请完成手臂牵引技术，该技术涵盖纵向轴放松。
- 与其他技术一样，不要强迫组织或滑动、滑过皮肤。等待大约5min或以上，以获得最佳效果。

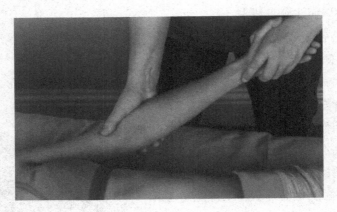

图3-47　俯卧和仰卧手臂按压法

2. 按压俯卧和仰卧腿部（见图3-48）

- 客户俯卧或仰卧于治疗台上，稍微靠近治疗师提供治疗的一侧，在治疗台底部外为足部与脚踝提供治疗。
- 治疗师站在治疗台一侧，面向较低一端。
- 双手采用舒适方式轻轻握住客户的小腿将腿部轻轻抬离治疗台，保持自己背部与肩部的舒适。如果可以，使用一只手背屈脚踝。

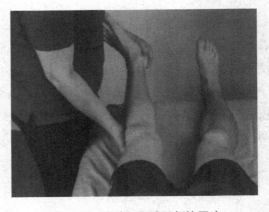

图3-48　俯卧和仰卧腿部按压法

- 轻轻地从脚踝按压至膝关节，再从膝关节按压至髋关节，直至感觉到微妙的组织阻力和终末感。

- 每当组织得到放松时，略过放松的组织，移至下一个组织屏障处，放松一个再接着放松另一个。

- 与其他技术一样，不要强迫组织或滑动、滑过皮肤。等待大约 5min 或以上，以获得最佳效果。

- 当组织得到显著放松时，请完成腿部牵引技术。

四、横断面放松

（一）骨盆底放松技术

横断面放松骨盆底（见图 3-49）：

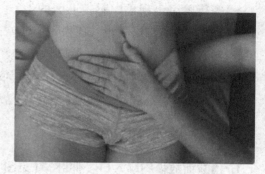

图 3-49 骨盆底横断面放松法

- 客户采用仰卧姿势。

- 治疗师坐在治疗台一侧。

- 要求客户膝关节弯曲，髋部抬离治疗台。一只手置于客户骶骨下面，皮肤紧密接触，手掌支撑骶骨，指尖指向相对面。确保支撑骶骨的这只手的拇指朝向客户头部。

- 如果可以，将另一只手直接置于客户耻骨弓上区域，皮肤紧密接触。也可以让客户先自行用手覆盖耻骨弓上区域，治疗师再将自己的手置于客户的手之上，确保拇指朝向客户头部。

- 置于客户骶骨下面的那一只手保持柔软和放松，让客户体重置于上面。

- 让客户关注于治疗师双手之间的身体部位，使之变得柔软和放松。

- 等待组织出现柔顺感，上面的手轻轻地按压组织的深层屏障。放松一个再放松另一个，不要滑动或滑过皮肤。

- 与客户交谈治疗的任何效果与反应。

- 当组织变得柔顺与软化时，注意手部下方组织的运动，等待任何方向理顺。

- 实施该技术 5min 或以上，不向任何方向压迫组织。

（二）横膈膜放松技术

横断面放松横膈膜（见图 3-50）：

- 客户采用仰卧姿势。

- 治疗师坐在治疗台一侧。

- 要求客户膝关节弯曲，髋部和腰部抬离治疗台。将一只手掌置于客户脊柱胸腰段（T12 与 L1 交界处），皮肤紧密接触，指尖朝向对侧。

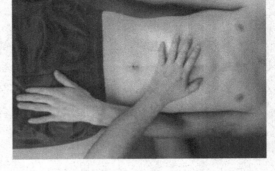

图 3-50　横膈膜横断面放松法

- 将另一只手掌置于客户胸骨末端的剑突尖，皮肤紧密接触，使手部一部分位于胸廓，另一部分位于软组织。
- 置于客户身体下面的手保持柔软放松，让客户体重置于上面。
- 让客户关注于你双手之间的身体部位，使之变得柔软和放松。
- 等待组织出现柔顺感，上面的手轻轻地按压组织的深层屏障。放松一个屏障再放松另一个，不要滑动或滑过皮肤。
- 与客户交谈治疗的任何效果与反应。
- 当组织变得柔顺与软化时，注意手部下方组织的运动，等待任何方向理顺。
- 实施该技术 5min 或以上，不向任何方向压迫组织。

（三）胸廓入口技术

1. 横断面放松胸廓入口（仰卧）（见图 3-51）

- 客户采用仰卧姿势。
- 治疗师坐在治疗台一侧或角落。
- 要求客户将上身抬离治疗台，以便治疗师可以将一只手的手掌平放于肩胛骨 T3/T4 之间，皮肤紧密接触。确保置于客户身体下方的手保持柔软与放松，使客户体重置于上面。

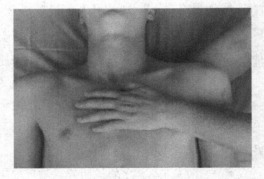

图 3-51　胸廓入口横断面放松法（仰卧）

- 将另一只手直接置于客户锁骨下方的上胸区域，皮肤紧密接触，确保手指与拇指远离客户喉咙。
- 让客户专注于治疗师双手之间的身体部位，使之柔软和放松。
- 等待组织出现柔顺感，上面的手轻轻地按压组织的深层屏障。放松一个屏障再放松另一个，不要滑动或滑过皮肤。
- 与客户交谈治疗的任何效果与反应。
- 当组织变得柔顺与软化时，注意手部下方组织的运动，等待任何方向理顺。
- 实施该技术 5min 或以上，不向任何方向压迫组织。

2. 横断面放松胸廓入口（坐姿）（见图 3-52）

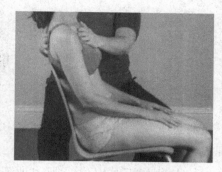

- 客户背部支撑坐着，不要懒散。

- 治疗师站在或坐在椅子一侧。

- 治疗师将一只手直接置于锁骨下方，皮肤紧密接触，确保自己的手指远离客户的喉咙和锁骨，手指指向远离自己的方向。

- 将另一只手直接置于客户上背部与第一只手相对的区域，皮肤紧密接触。

- 让客户关注治疗师双手之间的身体部位，使之柔软和放松。

图 3-52 胸廓入口横断面放松法（坐姿）

- 等待组织出现柔顺感，上面的手轻轻地按压组织的深层屏障。放松一个屏障再放松另一个，不要滑动或滑过皮肤。

- 双手持续向内施力，向下施力客户髋部，等待放松，不要滑动或滑过皮肤。

- 与客户交谈治疗的任何效果与反应。

- 当组织变得柔顺与软化时，注意手部下方组织的运动，等待任何方向理顺。

- 实施该技术 5min 或以上，不向任何方向压迫组织。

（四）关节横断面技术

横断面放松关节（见图 3-53）：

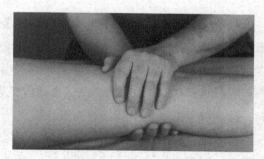

- 客户采用俯卧或仰卧姿势。

- 治疗师坐在治疗台一侧。

- 将一只手置于客户关节下面，皮肤紧密接触，手背放在治疗台上面以支撑关节。

- 将另一只手直接置于这只手的正上方，皮肤紧密接触。

- 置于客户部位下面的手保持柔软与放松，让客户体重置于上面。

图 3-53 关节横断面放松法

- 让客户关注双手之间的身体部位，使之柔软和放松。

- 等待组织出现柔顺感，上面的手轻轻地按压组织的深层屏障。放松一个屏障再放松另一个，不要滑动或滑过皮肤。

- 与客户交谈治疗的任何效果与反应。

- 当组织变得柔顺与软化时，注意手部下方组织的运动，等待任何方向理顺。

- 实施该技术 5min 或以上，不向任何方向压迫组织。

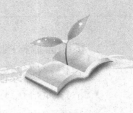

第四章
肌力训练

肌力训练，指的是在康复过程中，通过主动运动或被动运动的方式，采用不同的肌肉收缩形式恢复或增强肌肉力量的训练。力量训练使人体的相对力量增加，提高了肌肉的收缩速度和爆发力。肌力训练在康复医学中，具有防治各种肌萎缩、促进神经系统损害后肌力恢复以及矫治关节畸形、维持关节稳定等重要意义。力量训练也是预防运动损伤的基础。

第一节　概述

一、肌力收缩的基础

（一）肌纤维的结构

骨骼肌细胞又称肌纤维，是骨骼肌的基本结构和功能单位，肌纤维中含有大量肌原纤维和丰富的脉管系统，肌原纤维排列高度规则有序。成人肌纤维直径约 $60\mu m$，长度可达数毫米到数十厘米。每条肌纤维外面包有一层薄的结缔组织膜，称为肌内膜。许多肌纤维排列成束（即肌束），表面被肌束膜包绕。许多肌束聚集在一起构成一块肌肉，外面包以结缔组织膜，称为肌外膜。

每一块肌肉的中间部分一般膨大，因而称为肌腹，两端为没有收缩功能的肌腱。肌腱直接附着在骨骼上。骨骼肌收缩时通过肌腱牵动骨骼而产生运动。

（二）肌肉收缩的生理过程

1. 肌丝滑行学说

1954 年，Huxley 等人发现，肌肉收缩时 A 带的长度不变，而 I 带和 H 带变窄。当肌肉被拉长时，A 带的长度仍然不变，而 I 带和 H 带变宽。同时发现，无论肌小节缩短还是被拉长，粗肌丝和细肌丝的长度都不变，但两种肌丝的重叠程度发生了变化。根据以上发现，Huxley 等人提出了肌丝滑行学说。肌丝滑行学说认为，肌肉的缩短是由于肌小节中细肌丝在粗肌丝之间滑行造成的。即当肌肉收缩时，由 Z 线发出的细肌丝在某种力量的作用下向 A 带中央滑动，结果相邻的各 Z 线互相靠近，肌小节的长度变短，从而导致肌原纤维以至于整条肌纤维和整块肌肉短缩。

2. 神经-骨骼肌接头处兴奋的传递过程

运动神经末梢与肌细胞特殊分化的终板膜构成神经肌接头。当动作电位传到运动神经末梢，接头前膜去极化，电压门控 Ca^{2+} 通道开放，Ca^{2+} 内流，末梢内 Ca^{2+} 浓度升高触发突触小泡的出胞机制，突触小泡与接头前膜融合，将小泡中的 ACh（乙酰胆碱）以量子式方式释放到间隙，ACh 与终板膜上的 N_2 型 ACh 受体结合并使之激活，终板膜主要对 Na^+ 通透性增高，Na^+ 内流，使终板膜去极化产生终板电位。终板电位是局部电位，可通过电紧张活动使邻近肌细胞膜去极化，到达阈电位而爆发动作电位，表现为肌细胞的兴奋。

3. 骨骼肌收缩的分子机制

胞质内 Ca^{2+} 浓度升高促使细肌丝上肌钙蛋白与 Ca^{2+} 结合，使原肌凝蛋白发生构型变化，暴露出细肌丝肌动蛋白与横桥结合活化位点，肌动蛋白与粗肌丝肌球蛋白的横桥头部结合，造成横桥头部构象的改变，通过横桥的摆动，拖动细肌丝向肌小节中间滑行，肌节缩短，肌肉收缩。横桥 ATP 酶分解 ATP，为肌肉收缩做功提供能量；胞质内 Ca^{2+} 浓度升高激活肌质网膜上的钙泵，钙泵将 Ca^{2+} 回收入肌质网，使胞质中 Ca^{2+} 浓度降低，肌肉舒张。

4. 兴奋-收缩耦联基本过程

将肌细胞膜上的电兴奋与胞内机械性收缩过程联系起来的中介机制，称为兴奋-收缩耦联。其过程是：肌细胞膜动作电位通过横管系统传向肌细胞深处，激活横管膜上的 L 型 Ca^{2+} 通道；L 型 Ca^{2+} 通道变构，激活连接肌浆网膜上的 Ca^{2+} 释放通道，释放 Ca^{2+} 入胞质；胞质内 Ca^{2+} 浓度升高促使细肌丝上肌钙蛋白与 Ca^{2+} 结合，使原肌凝蛋白发生构型变化，暴露出细肌丝肌动蛋白与横桥结合活化位点，肌动蛋白与粗肌丝肌球蛋白的横桥头部相结合，引起肌肉收缩。

（三）力量训练的意义

力量训练可以增加运动单位的动员，使更多肌肉参与工作；还可以增加神经冲动的强度；增加肌肉收缩蛋白的含量，从而增加肌肉的横断面；提高肌群之间协同做功的能力；力量训练可以使肌肉的工作更协调，原动肌工作时，拮抗肌主动放松的能力增强。因而，力量训练使人体的相对力量增加，提高了肌肉的收缩速度和爆发力。总而言之，肌力训练在康复医学中具有如下重要意义：

（1）防治失用性肌萎缩。

（2）防治因肢体创伤、炎症疼痛所致反射性抑制脊髓前角细胞的肌萎缩。

（3）促进神经系统损害后的肌力恢复。

（4）帮助维持肌病时的肌肉舒缩功能。

（5）矫治关节畸形、加强脊柱等关节的稳定性、防止关节退行性病变。

（6）防治内脏下垂、改善呼吸及消化功能。

（四）力量训练与运动损伤预防

力量素质是所有其他运动素质的基础，也是运动损伤预防最重要的基础。从预防的角度讲，力量素质好的运动员，其身体对抗能力强，抗击打能力、抗震动能力、抗摔伤能力都比较强；力量素质好有助于克服肌群之间的力量不平衡，运动员的身体控制能力强、关节稳定性好、缓冲震动的能力强；力量素质好会使完成动作更经济、更节能，运动过程中疲劳出现晚，可以大大减少损伤的发生。由此可见，力量训练不仅是体能训练的核心，也是预防各类运动损伤发生的基础。

二、影响肌力的因素

（一）肌肉的横截面

肌肉的生理横断面越大，肌肉力量就越大。生理横断面的大小主要与肌纤维的粗细有关。肌纤维增粗的主要原因是肌凝蛋白含量增加，除蛋白质、能源物质、毛细血管的数量增多外，同时伴随肌肉中结缔组织的增多。肌肉结缔组织中的胶原纤维起着肌纤维附着框架的作用。最近的研究表明，肌肉中的结缔组织与肌肉的延展性、弹性有关，可间接影响肌肉的收缩速度。

（二）不同类型肌纤维的比例

肌纤维按收缩特性可分为快肌（白肌）纤维和慢肌（红肌）纤维两种。快肌纤维收缩速度快，且产生的张力也大；慢肌纤维则相反。快肌纤维可以产生更大的力量，最主要完成速度和爆发力的工作，但是容易疲劳；慢肌纤维的特点是可以长时间的工作不容易疲劳，但力量比较小。就一块肌肉而言，其中有快肌纤维也有慢肌纤维，比例因人而异。以维持身体姿势为主的骨骼肌中慢肌纤维所占百分比比较高，如比目鱼肌，慢肌纤维约占89%；以动力性工作为主的骨骼肌中慢肌纤维所占百分比比较低，如肱三头肌，慢肌纤维只占45%。肌肉最基本的功能是保持姿势和克服重力，因而需要更多的耐力，也就含有更多的慢肌成分，但是快、慢肌的比例因人而异，有较大的个体差异。这种比例是由基因决定的，可能在决定某项运动能力中起重要作用。运动员肌肉的快肌纤维含量多，力量较大。研究表明，肌肉中快肌纤维含量大于60%的人，在同一速度情况下要比快肌纤维含量小于50%的人肌肉力量大。

虽然机体的肌纤维比例是由遗传决定的，不能被改变，但是运动可以影响哪一类肌纤维优先发展。优先发展快肌还是慢肌，是由项目的内在需要决定的，要研究运动项目内在的规律性，当然也包括肌肉供能的规律。训练最主要的是要有针对性，要符合项目的规律和特点。对项目的规律和特点不了解，就无法科学地安排训练。训练方法的选择、运动量和运动强度的选择和训练要实现的目标，取决于对项目规律的认识程度。

（三）神经支配能力的改善

中枢神经系统的功能状态也可影响肌肉力量。中枢神经系统的功能状态不仅可以改变参与工作的运动单位数量，还可以改变支配骨骼肌的运动神经元冲动发放频率。运动训练可以增强肌肉收缩时动员运动单位的能力。在运动过程中，运动单位的兴奋阈值不同，参与工作先后顺序不同。慢肌运动单位体积小、兴奋阈值低，易兴奋，先参与工作；随着负荷的增加，运动神经元传出的信号强度增加，兴奋阈值较高、运动单位体积较大的快肌被逐步动员参与工作。当动员的运动单位数量不变时，由中枢神经系统发放的神经冲动频率越高，肌力越大。

神经对肌肉的支配能力是决定力量的重要因素。神经对肌肉的支配能力，即神经可以动员多少肌纤维同时参与工作或动员多少运动单位来参与工作。经过训练的人和没有经过训练的人有巨大的差别。经过训练的人，可动员80%~90%的肌纤维来参加工作，没有经过训练的人无论怎样用力都只有40%~50%，至多60%的肌纤维参加工作。训练可以增加运动单位的募集，因而增加肌纤维的数量。此外，在神经系统的调解下可改善主动肌和拮抗肌、协作肌、支持肌之间的相互协调关系。因为协同肌和支持肌的力量相对提高，同时拮抗肌的放松能力得到改善，可以使主动肌更有效地完成工作，发挥更大的力量。其机制是支配某些肌群活动的运动中枢处于兴奋状态，同时支配另一肌群活动的运动中枢处于抑制状态，使各肌群达到良好的协调配合程度，以提高肌肉工作效率。改善大脑皮层神经过程的强度和灵活性可以明显提高肌肉收缩的力量。灵活性即兴奋与抑制相互转化的速度。当神经过程的灵活性提高时，肌肉收缩速度则会加快，速度性力量就会增强。

（四）心肺机能

肌肉长时间的工作能力除了和上述因素有关外，还与运动员的心肺功能有密切联系。心肺功能决定了运动时的供氧能力、代谢产物积累和氧化速度等。心肺机能和力量训练没有直接关系，是一种间接关系。当长时间运动时，心肺功能影响力量的表现包括气喘、呼吸不畅、眼前发黑、腿软等，这些都不是肌肉的问题，是循环的供应和氧气的供应不足，与力量的表达、肌肉的耐力有直接关系。长时间的肌肉运动能力是需要支撑系统的，特别是心血管系统即心肺机能的支撑。

（五）生物力学因素

生物力学因素及技术因素，表现为运动员的协调性、运动技术、关节的活动范围、肌群之间的平衡等，必然影响运动员力量的表现。肌肉的力量不仅是由它的生理特性决定的，还有生物力学因素。骨杠杆的机械效率对肌肉的收缩力量有直接影响，骨杠杆的效率主要随肌肉的拉力角、阻力臂、动力臂的相对长度的变化而变化。如肘关节的杠杆系统，肱二头肌收缩、屈肘关节时，肱二头肌在杠杆臂（前臂）上的附着点的位置不同，产生力量的效果也不同。运动员在训练和比赛中实施各种力量，如若能充分利用骨杠杆的机械效率，调整肌肉对骨骼的牵引角度，改变杠杆的阻力臂与动力臂的相对长度，则能有效地提高肌肉力量。例如举重，力臂越短、距身体越近，表现出来的力量就越大；投掷项目包括链球、铅球、标枪等在力量足够的情况下，物体距离身体越远、力臂越长、转动半径越大、加速度越大，物体飞行的距离就越远。生物力学不是直接因素，但是会影响力量的表现，它是影响力量发挥的一个因素。

（六）肌肉的代谢能力

肌糖原是存在于肌肉中的多糖，是肌肉收缩时的能源物质。近期的研究表明，肌糖原不仅与供能有关，也与肌肉力量发展有密切关系。力量训练后限制肌肉蛋白合成的主要因素，不是蛋白质而是糖原。因此，在力量训练时必须保证糖原的供给。

（七）肌肉的初长度

肌肉的初长度是指肌肉在收缩前的长度。实验表明，肌肉的初长度与肌肉力量的大小有密切关系。在一定范围内肌肉的初长度越长，收缩时产生的张力越大。当肌小节长度为 $2.0 \sim 2.2 \mu m$ 时，肌纤蛋白与肌凝蛋白的重叠程度最大，发生横桥的数目最多，肌力最大。

（八）年龄与性别

12 岁以下男性肌肉力量仅比女性高一点，之后男性的肌力明显增加。其原因是雄性激素对肌肉的促进作用，以及男女从事的体力活动的不同。成年女子的平均力量为男子的 2/3，但不同肌肉群力量的两性比例不同。男性绝对力量明显高于女性，而相对力量差异降低。

人类在 20~30 岁肌力最大，以后逐渐下降。男性在 25 岁、女性在 20 岁之前进行最大力量训练能收到较好的效果。即使成年以后，如果进行超负荷训练，力量仍可增大，并超过刚成年的力量水平。

（九）内分泌水平

力量与内分泌水平有关，如与雄雌激素水平、儿茶酚胺等激素水平的高低有关。雄激素水平高低是由遗传决定的，有明显的个体差异。雄激素的作用是促进蛋白质合成，促进红细胞的生成，所以血红蛋白多，肌肉力量大。女运动员也一样，卵巢除了分泌雌激素、孕激素，也分泌适量的雄激素，而且个体之间有明显的差异。运动员内分泌水平是由遗传决定的，内分泌水平与运动员力量的发展有密切关联。

三、肌力康复的训练

肌力训练，指的是在康复过程中，通过主动运动或被动运动的方式，采用不同的肌肉收缩形式恢复或增强患者肌肉力量的训练。

（一）运动的主要方式

根据人体运动的力量来源，人体的运动可分为主动运动和被动运动两种。

主动运动是人体通过主动收缩肌肉来完成的运动。根据其主动用力的程度，可分为辅助主动运动、主动运动与抗阻运动等。

被动运动则是完全通过外力作用来进行的人体运动。外力包括治疗师的手法治疗、器械作用下的运动以及人体自身带动（重力和健侧肢体带动患侧肢体运动）等。被动运动通常是肢体瘫痪、肌力在 2 级以下不能进行主动运动的患者所采取的运动方式，用来维持关节活动度、防止肌肉粘连和关节挛缩、保持肌肉张力和弹性，为主动运动做准备。

（二）肌肉收缩的形式

根据肌肉收缩时肌长度和肌张力的变化，可将肌肉收缩分为三种形式。

1. 等长收缩（Isometric Contraction）

等长收缩是指虽有肌肉收缩，肌张力明显增加，但肌肉长度基本无变化，不产生关节运动，是仅在静止状态下产生的肌肉收缩。等长收缩是由于使肌肉拉长的外力与肌肉本身所产生的最大张力相等所致。

2. 等张收缩（Isotonic Contraction）

等张收缩是指肌肉收缩过程中，肌张力基本不变，但肌肉长度发生变化，从而引起关节的运动。根据肌肉起止部位的活动方向，等张收缩可分为向心性收缩（Concentric Contraction）和离心性收缩（Eccentric Contraction）两类。向心性收缩是指肌肉收缩时，肌肉起止点彼此靠近，肌肉长度缩短，又称为短缩性肌收缩、克制性收缩；离心性收缩是指肌肉收缩时，肌肉起止点两端彼此远离，使肌肉长度增加。向心性收缩常作用于关节，使关节产生运动，而离心性收缩常由对抗关节运动的拮抗肌产生收缩，其作用与关节运动方向相反，用于稳定关节、控制肢体动作或肢体坠落的速度等。

3. 等速收缩（Isokinetic Contraction）

等速收缩，又称等动收缩，是指在全关节运动范围内，肌肉收缩的速度保持恒定不变的运动方式。等速收缩需要借助专用设备来控制肌肉收缩速度。等速练习中肌肉的长度在收缩过程中改变，而肌肉收缩的速度不变。理论上，在运动过程中，等速训练仪器提供的阻力是最大阻力。在整个关节活动范围内（在关节活动的各个角度）肌肉都产生最大的张力，因此，可取得更好的训练效果。

肌力训练中，应根据不同的康复治疗目的和患者的肌力情况，选用不同的肌肉收缩形式来进行练习。等长收缩常用于骨关节损伤、骨关节病的早期康复治疗，如石膏固定期、关节炎症疼痛期，用以维持或恢复肌力。等张收缩适用范围较广，可在全关节活动范围内进行。等速运动肌力训练则是高效锻炼肌力的方法，3级以上的肌力条件适宜进行。

（三）常用锻炼形式分类

1. 开链运动（Open Kinetic Chain, OKC）

开链运动是指肢体近端固定而远端关节活动的运动，如步行时的摆动相。开链运动的特点是可单关节完成运动。如哑铃弯举进行肱二头肌训练时，肘部固定，手握哑铃做肘关节屈伸运动。

体育运动训练中，开链运动能够孤立地训练身体的某一块肌肉，所以在运动中常选用开链运动方式针对某块肌肉进行力量训练；开链运动时远端的运动范围大于近端，速度也快于近端，所以训练中常选用开链运动进行肌肉爆发力的训练。

肌力训练中，由于开链运动产生的剪切力要大于闭链运动，不应选择开链运动恢复功能，以免加重伤部负担。而在康复后期，在关节的功能性和本体感受通过闭链运动得到一定的加强后，则可采用开链运动，针对关节附近的肌群进行训练。

2. 闭链运动（Closed Kinetic Chain, CKC）

闭链运动是指肢体远端（手掌或脚掌）固定而近端活动的运动，如步行时的支撑相。闭链运动的特点是需多关节协同运动。如使用杠铃进行负重蹲起训练时，足部固定，髋、膝和踝关节协同完成运动。

体育运动训练中，闭链运动参与的肌肉和关节较多，需多关节协同活动完成，更接近真实运动动作，是专业运动员首选运动训练方式。

肌力训练中，闭链运动是不增加关节剪切力的多关节协同运动，可刺激关节本体感受器，产生肢体的运动和保护性反射弧（Protective Reflex Arc）活动，能充分训练关节整体的协调性和促进关节本体感受器功能恢复，从而促进关节稳定和功能康复，所以康复早期应选择闭链运动恢复功能。

第二节　肌力训练操作方法

肌力训练的方法有很多，本节主要阐述在肌力训练中经常使用的力量训练方法，其中包括开链运动、闭链运动以及针对脊柱的康复训练方法等。

一、开链运动

开链运动是指肢体远端不固定且不承受身体重量所进行的运动，原动肌和协同肌兴奋，但拮抗肌不同时收缩。

（一）肩关节侧卧外旋

锻炼肌群：冈下肌、小圆肌。

动作要求：侧卧，腋窝下放一个卷起的毛巾或枕头，肘关节屈90°置于腹侧。

练习动作：慢慢地外旋肩关节，直到前臂与地面垂直位。慢慢地回到起始位，重复数次（见图4-1）。

注意事项：锻炼时负荷重量较小，可重复多次，以避免大肌群参与或代偿。

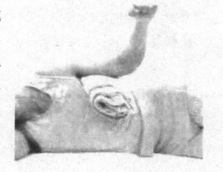

图4-1　肩关节侧卧外旋

（二）肩关节俯卧位水平外展

锻炼肌群：三角肌后束、菱形肌。

动作要求：练习者俯卧于训练床上，手臂下垂（肩关节屈曲90°），手臂外旋。

练习动作：保持肘关节伸直和拇指向外，抬起手臂向外展，直到比平行地面稍高的位置，然后缓慢地回到起始位置（见图4-2）。

注意事项：该动作也可以在瑞士球上完成以增加核心稳定性。

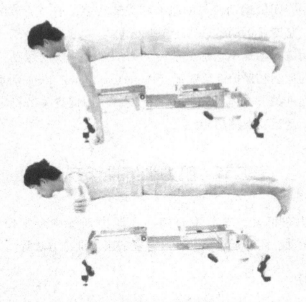

图4-2　肩关节俯卧位水平外展

（三）侧卧臀中肌练习

动作要求：练习者侧卧，将泡沫轴放于膝盖之间，屈膝大约45°，躯干保持伸直，腰不要弯曲。然后缓慢外展至最大范围，缓慢把腿放下，回到起始位置。也可撤去泡沫轴，完成同样的练习（见图4-3）。

注意事项：练习者的骨盆在练习过程中应保持稳定，膝盖应该保持屈曲的位置。

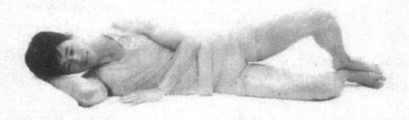

图4-3　侧卧臀中肌练习

（四）膝关节伸展练习

动作要求：坐位，膝弯曲，然后直腿做伸膝动作，直至最大范围，然后缓慢放回。可双腿或单腿进行，阻力可逐渐增加（见图4-4）。

注意事项：髌骨出现疼痛则不宜进行该项练习。关节屈曲的角度应在90°～145°，完成动作时力量应通过髌骨正中，以保证训练质量，限制或减少疼痛。

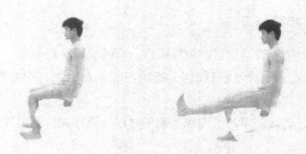

图 4-4　膝关节伸展练习

（五）踝关节弹力带跖屈练习

锻炼肌肉：腓肠肌、比目鱼肌。

动作要求：坐于垫上，弹力带系于前脚掌，膝关节伸直，踝关节对抗弹力带阻力跖屈（见图 4-5）。

注意事项：阻力和活动范围应逐渐增加。

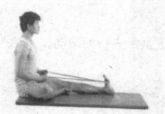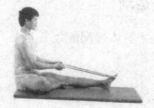

图 4-5　踝关节弹力带跖屈练习

（六）踝关节弹力带背屈练习

锻炼肌肉：胫骨前肌、腓肠伸肌、趾长伸肌。

动作要求：坐于垫上，弹力带系于脚前掌，膝关节伸直，踝关节对抗弹力带阻力背屈（见图 4-6）。

注意事项：练习难度应逐渐增加。

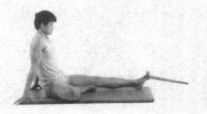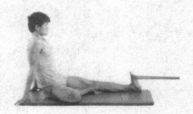

图 4-6　踝关节弹力带背屈练习

（七）胫骨后肌群练习

锻炼肌肉：踝关节胫骨后肌群、内旋肌群、腓肠肌、比目鱼肌。

动作要求：坐位，弹力带绕过前脚，把练习腿放在上面，用力做足跖屈和内翻动作（见图4-7）。

注意事项：练习者做跖屈和足内翻运动的时候不要伴随臀部的外展。

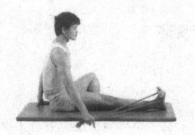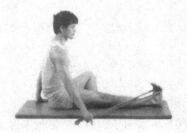

图4-7 胫骨后肌群练习

二、闭链运动

闭链运动是指肢体远端固定并承受身体重量所进行的运动，原动肌、协同肌和拮抗肌同时兴奋。

（一）股四头肌静蹲

锻炼肌肉：股四头肌、臀大肌。

动作要求：双脚开立，与肩同宽。缓慢屈髋屈膝下蹲臀部向后坐，至大腿与地面平行（见图4-8）。

注意事项：双腿下蹲时，躯干尽量保持直立，腰部收紧。膝关节屈曲至大腿平行时，保持一段时间。静蹲时，膝关节不要超过脚尖太多。

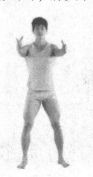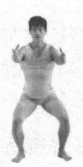

图4-8 股四头肌静蹲

（二）单腿台阶上下蹲

锻炼肌肉：下肢肌群。

动作要求：练习者躯干尽量挺直，保持稳定不要偏移。起始动作单腿站立于台阶上。

练习动作：支撑腿下蹲，健腿抬起，手臂外展保持平衡或前平举（见图4-9）。

注意事项：下蹲腿髋、膝、踝保持在一条直线上，避免膝关节内扣，膝关节不要超过脚尖，躯干保持直立。

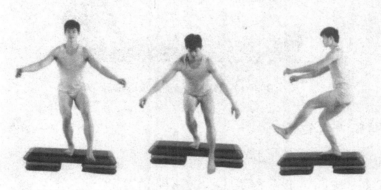

图4-9　单腿台阶上下蹲

（三）膝支撑腘绳肌离心练习

锻炼肌肉：腘绳肌、腰背肌。

动作要求：练习者跪坐于垫上，同伴压住其小腿。双手抱胸，动作从垂直位开始，缓慢移动躯干至俯卧位（见图4-10）。

注意事项：该练习对锻炼者腘绳肌力量的要求极高，开始练习时应给予适当助力，降低难度，并注意保护，避免拉伤和摔伤。

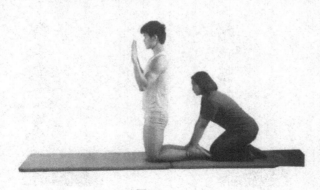

图4-10

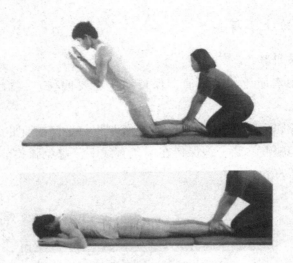

图 4-10　膝支撑腘绳肌离心练习

（四）单腿平衡囊蹲

锻炼肌肉：下肢肌群。

动作要求：单腿立于平衡囊上，支撑腿稍弯
曲，保持平衡（见图 4-11）。

注意事项：支撑腿的膝关节、脚尖向前，避免膝
盖内扣，骨盆不要倾斜。

（五）提踵

锻炼肌肉：腓肠肌、比目鱼肌。

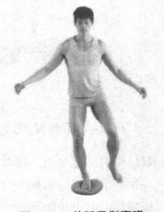

图 4-11　单腿平衡囊蹲

动作要求：双脚开立，与肩同宽，重心平均分布。
踮脚尖站立并尽量向上，再缓慢放低，重复上述动作（见图 4-12）。

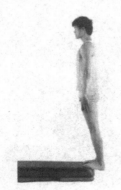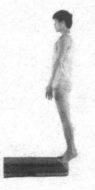

图 4-12　提踵

注意事项：为推进练习进程，练习者逐渐将重心转移到一条腿上，以便其完成单腿提踵练习。

三、脊柱康复训练

（一）四点支撑腰部运动

锻炼肌肉：腹直肌、腹横肌、竖脊肌、腰方肌。

动作要求：四点支撑，手掌与膝关节受力均匀，腰椎自然伸展，腰腹部向下运动，然后向上顶起（见图4-13）。

注意事项：确保练习者保持矢状面运动，避免转动脊椎。

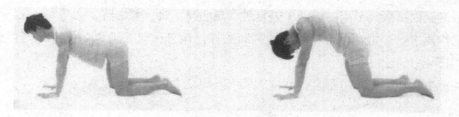

图4-13　四点支撑腰部运动

（二）四肢对侧交叉躯干稳定性练习

锻炼肌肉：肩部屈肌、斜方肌中束、菱形肌、腹外斜肌、髋伸肌、腘绳肌。

动作要求：双手和双膝四点支撑，腰椎处于屈伸运动的适中范围。同时将对侧手和脚分别伸向前方和后方，保持躯干稳定，缓慢收回到起始位置（见图4-14）。

注意事项：练习者躯干和骨盆尽量保持中立位，避免其旋转。

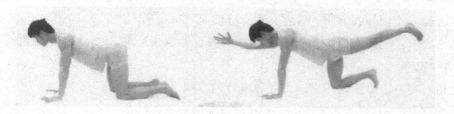

图4-14　四肢对侧交叉躯干稳定性练习

（三）腹桥

锻炼肌肉：肩胛肌群、臀大肌、股四头肌、竖脊肌、腹直肌、腹横肌、多裂肌。

动作要求：俯卧，前臂和脚尖支撑身体，身体离开地面，保持姿势直到力竭（见

图 4-15）。

注意事项：腰腹部同步紧张，与床面平行，肘关节与躯干成 90°。

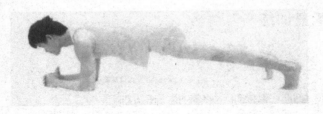

图 4-15　腹桥

（四）侧桥

锻炼肌肉：肩关节周围肌群、竖脊肌、阔筋膜张肌、臀中肌。

动作要求：开始时用前臂和脚做侧面支撑，让身体离开地面，保持此姿势直到力竭（见图 4-16）。

注意事项：躯干保持笔直，动作质量下降即结束。

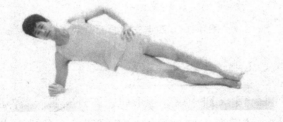

图 4-16　侧桥

（五）动态躯干伸展 I

锻炼肌肉：肩胛收缩肌、肩胛骨和脊柱伸肌。

动作要求：起始为俯卧姿势，手臂在两侧。做躯干后伸动作，同时双侧肩胛回缩（见图 4-17）。

注意事项：以肩胛收缩带动脊柱伸肌收缩。

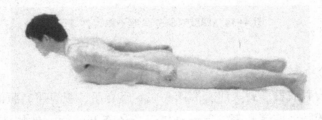

图 4-17　动态躯干伸展 I

（六）动态躯干伸展 Ⅱ

锻炼肌肉：竖脊肌、三角肌、菱形肌。

动作要求：练习者呈俯卧位，双侧上肢伸直，拇指向上，做脊柱向后伸展练习，同时肩胛骨做回缩运动（见图 4-18）。

注意事项：双手前伸增加腰椎伸肌的负荷。

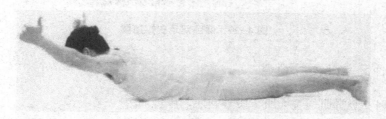

图 4-18 动态躯干伸展 Ⅱ

（七）动态躯干伸展 Ⅲ

锻炼肌肉：竖脊肌、臀大肌、腘绳肌。

动作要求：练习者取俯卧位，双手置于耳侧，同时将躯干与下肢抬离床面（见图 4-19）。

注意事项：避免过度伸展和腰椎旋转。

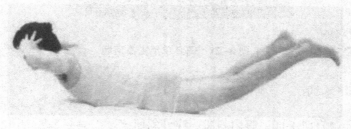

图 4-19 动态躯干伸展 Ⅲ

（八）仰卧双足支撑顶髋

锻炼肌肉：竖脊肌、臀大肌、腘绳肌。

动作要求：练习者呈仰卧位，双足放于瑞士球上，然后顶髋使躯干、下肢成一条直线，保持一段时间（见图 4-20）。

注意事项：臀大肌收紧，避免腰椎旋转。

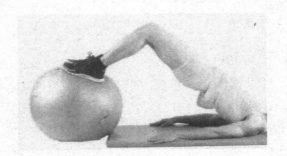

图 4-20   仰卧双足支撑顶髋

（九）仰卧单足支撑顶髋

锻炼肌肉：竖脊肌、臀大肌、腹外斜肌、腘绳肌。

动作要求：练习者呈仰卧位，单足放于瑞士球上，然后顶髋将身体撑起，另一条腿自然伸直，向头部抬起30°左右（见图4-21）。

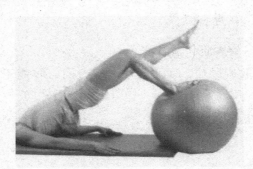

图 4-21   仰卧单足支撑顶髋

（十）仰卧卷曲

锻炼肌肉：腹直肌上部、腹内斜肌、腹外斜肌。

动作要求：练习者呈仰卧位，双手抱于胸前，膝关节屈曲成90°，双足着地，躯干向上卷起（见图4-22）。

注意事项：确保腹肌收缩。

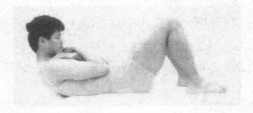

图 4-22   仰卧卷曲

（十一）单腿仰卧卷腹

锻炼肌肉：腹直肌、髂腰肌、腹内斜肌、腹外斜肌。

动作要求：练习者呈仰卧位，双上肢伸直，举过头顶，双下肢屈膝成90°，双足着地，然后卷腹，同时右腿伸直，向上抬起，用双手触摸右脚（见图4-23）。

注意事项：如果在举腿过程中感到放射样疼痛，应停止活动。

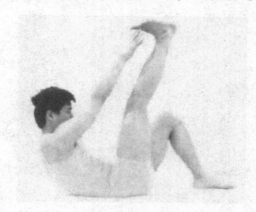

图4-23　单腿仰卧卷腹

（十二）仰卧举腿对角线下落

锻炼肌肉：臀中肌、阔筋膜张肌、髂腰肌、腹直肌下部。

动作要求：练习者呈仰卧位，双腿伸直抬起，双手放于体侧，双腿在空中画弧（见图4-24）。

注意事项：躯干紧贴床面，双腿画弧过程中不能接触床面。

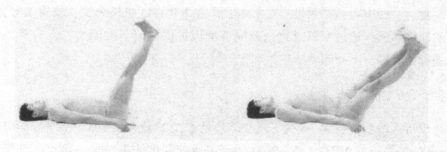

图4-24　仰卧举腿对角线下落

（十三）平衡垫深蹲

锻炼肌肉：股四头肌、竖脊肌、臀大肌。

动作要求：练习者站于平衡垫上，屈膝下蹲，双上肢前平举，屈膝、屈髋应同步（见图4-25）。

注意事项：膝关节尽量不要超过脚尖，髋膝踝在一条直线上，避免膝盖内扣，躯干尽量保持伸直位。

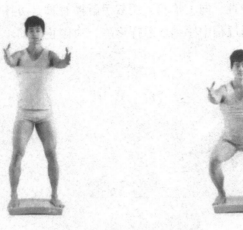

图4-25　平衡垫深蹲

第三节　肌力训练的应用

一、等张训练（动力性训练）

（一）基本抗阻方法

①举哑铃、沙袋等；②通过滑轮及绳索提起重物；③拉长弹簧、橡皮条等弹性物；④专门的训练器械，通过摩擦或磁电效应等原理提供可调节的阻力；⑤自身体重作为负荷，进行俯卧撑、下蹲起立、仰卧起坐等练习。

（二）渐进抗阻练习法

先测出待训练肌群连续10次等张收缩所能承受的最大负荷量，简称为10RM（10 Repetition Maximum，10RM）。取10RM为制定运动强度的参考量，每天的训练分3组进行，即第一组运动强度取最大负荷的50%，重复10次；第二组运动强度取最大负荷的75%，重复10次；第三组运动强度取最大负荷的100%，重复10次。每组间可休息1min。1周后复试10RM量，如肌力有所进步，可按照新的10RM量进行下一周的训练。

二、等长练习（静止性练习）

（一）基本方法

使肌肉对抗阻力进行无关节运动仅维持其固定姿势收缩的训练，这种训练不能使肌肉缩短，但可使其内部张力增加。

（二）"tens" 法则

训练中每次等长收缩持续 10s，休息 10s，重复 10 次为 1 组训练，每次训练做 10 组训练。

（三）多点等长训练

在整个关节活动范围内，每隔 20~30min 做一组等长练习。

（四）短促最大练习

抗阻力等张收缩后维持最大等长收缩 5~10s，然后放松，重复 5 次，每次增加负荷 0.5kg。

三、等速练习

等速练习是一种保持恒定运动速度的肌力抗阻训练方法。

在专用仪器如等速运动仪上预先设定并由其控制运动速度，使肌肉自始至终在适宜的速度下进行训练。利用等速运动设备进行抗阻训练是大肌群肌力训练的最佳方式。等速训练除了可以提高肌力、治疗和预防肌肉萎缩及保持关节的稳定性外，还具有改善和扩大关节活动度的治疗作用。

四、各部位力量训练

（一）上肢及肩背部肌群

1. 初级水平

上肢前平举（哑铃）：站立位，上臂下垂，两手握哑铃，掌心向后，两臂前平举至水平位，缓慢放至体侧（肌肉不能放松），即刻开始下一次练习。该方法主要锻炼三角肌前束和胸肌上部，锻炼过程中，注意呼吸的配合，即发力时呼气，返回时吸气。哑铃可以用弹力带代替（见图 4-26）。

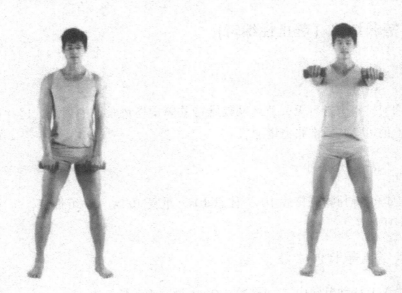

图 4-26　上肢前平举（哑铃）

　　上肢侧平举（哑铃）：站立位，上臂下垂，两手握哑铃，掌心向内。两臂侧平举至水平位，缓慢放至体侧（肌肉不能放松），即刻开始下一次练习。该方法主要锻炼三角肌中束，锻炼过程中，注意呼吸的配合，即发力时呼气，返回时吸气。哑铃可以用弹力带代替（见图 4-27）。

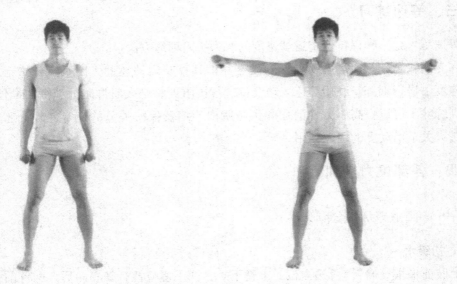

图 4-27　上肢侧平举（哑铃）

　　推墙俯卧撑：站立位，距墙壁一定距离，双手撑墙做俯卧撑，锻炼过程中一定要站稳，注意呼吸的配合。该方法主要锻炼胸大肌、肱三头肌等（见图 4-28）。

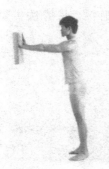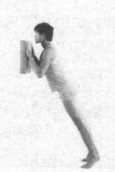

图 4-28 推墙俯卧撑

2. 中级水平

哑铃前平举（平衡球、哑铃）：躯干挺直坐在平衡球上，两脚自然分开与肩同宽，双手持哑铃做前平举，缓慢放下还原。该方法主要锻炼三角肌、冈上肌、斜方肌、前锯肌。锻炼过程中，注意呼吸的配合（见图 4-29）。

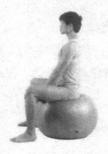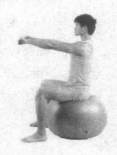

图 4-29 哑铃前平举（平衡球、哑铃）

双侧哑铃上举（平衡球、哑铃）：坐在平衡球上，双手持哑铃做侧上举，缓慢放下，还原。该方法主要锻炼三角肌、冈上肌、斜方肌。注意坐在平衡球上时上体尽量保持直立，可以双手同时侧上举，也可以交替侧上举，锻炼过程中，注意呼吸的配合（见图 4-30）。

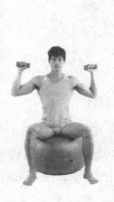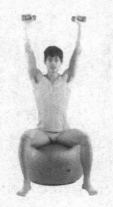

图 4-30 双侧哑铃上举（平衡球、哑铃）

113

宽臂俯卧撑：双手支撑，两手间距离比肩宽，做俯卧撑。该方法主要锻炼胸大肌、肱三头肌（见图4-31）。

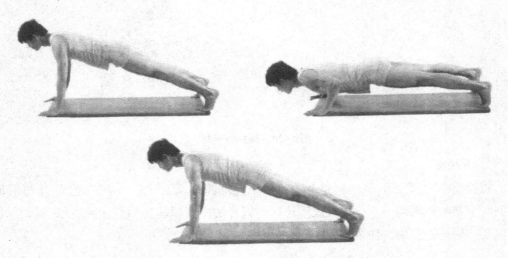

图4-31　宽臂俯卧撑

哑铃颈后上举（哑铃）：站立位，上身保持直立，双手握哑铃放于颈后，然后伸直肘关节，静止保持一会儿后缓慢还原。该方法主要锻炼肱三头肌（见图4-32）。

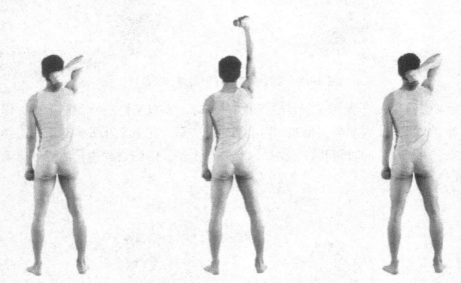

图4-32　哑铃颈后上举（哑铃）

侧卧单臂斜向上牵拉（弹力带）：右手支撑侧坐在垫子上，两手分别握住弹力带两端，右手支撑身体成侧桥，上体保持正直，缓慢地斜向上外展左臂牵拉弹力带，直到手臂完全展开，静止后缓慢还原到初始姿势。该方法主要锻炼三角肌后束、肱三头肌、背阔肌。锻炼过程中注意呼吸的配合（见图4-33）。

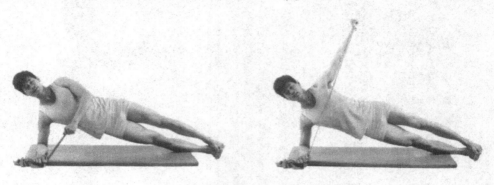

图4-33　侧卧单臂斜向上牵拉（弹力带）

球上俯卧撑（平衡球）：上体俯卧在平衡球上，双臂支撑于地面，向前爬行，小腿和双脚支撑在平衡球上，保持身体成一条直线。屈肘俯卧，使脸尽量贴近地面，伸肘，还原。该方法主要锻炼胸大肌、肱三头肌（见图4-34）。

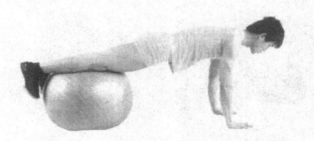

图4-34　球上俯卧撑（平衡球）

（二）臀部及下肢肌群

1. 初级水平

方法一：静力性练习。

静蹲（锻炼股四头肌、臀肌、腰背肌）：双脚分立与肩同宽，脚尖与膝关节正前方，上身正直靠于墙面，重心在足跟，膝关节尽量不要超过脚尖，屈膝角度不要大于90°，保持此姿势至力竭，休息10s再次练习。注意，屈膝的角度可以分别为30°、60°以及90°，锻炼过程中注意呼吸的配合，尽量做到平稳呼吸（见图4-35）。

臀桥（锻炼下背肌、臀肌等）：仰卧位，屈髋屈膝，双手置于体侧或胸前，臀部收紧，用力将骨盆抬离地面，使骨盆、膝关节以及胸部处于同一平面，保持此姿势至力竭，还原。可以调节足跟与臀部距离来调节负荷强度的大小。锻炼过程中注意呼吸的配合，尽量做到平稳呼吸（见图4-36）。

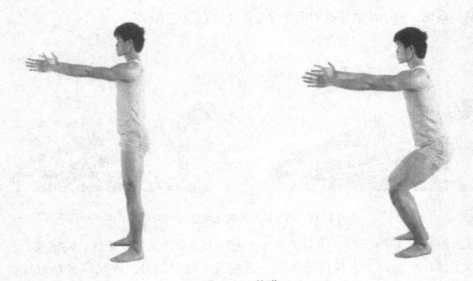

图 4-35 静蹲

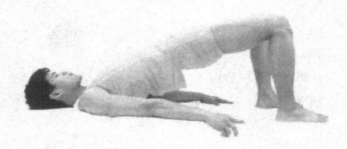

图 4-36 臀桥

俯卧位伸髋（锻炼臀肌、腘绳肌）：俯卧位，下肢尽量向上抬起至最大，保持此姿势至力竭，双腿交替练习。锻炼过程中注意呼吸的配合，尽量做到平稳呼吸，骨盆固定不动，避免旋转（见图 4-37）。

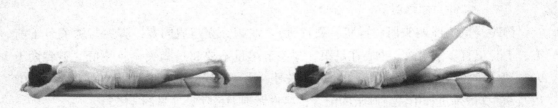

图 4-37 俯卧位伸髋

侧卧位抬腿（锻炼臀中肌）：侧卧位，髋关节稍微后伸并伴有内旋，然后尽量向上抬起下肢，保持此姿势至力竭，还原。锻炼过程中注意呼吸的配合，尽量做到平稳呼吸（见图 4-38）。

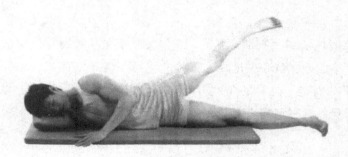

图 4-38 侧卧位抬腿

提踵（锻炼小腿三头肌）：站立位，双脚尽量将足跟抬高，保持此姿势至力竭，还原。可以单双脚交替进行。锻炼过程中注意呼吸的配合，尽量做到平稳呼吸（见图 4-39）。

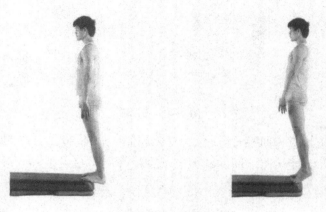

图 4-39 提踵

屈膝提踵（锻炼比目鱼肌）：站立位，膝关节微屈，双脚尽量将足跟抬高，膝关节保持微屈状态，保持此姿势至力竭，还原。锻炼过程中注意呼吸的配合，尽量做到平稳呼吸（见图 4-40）。

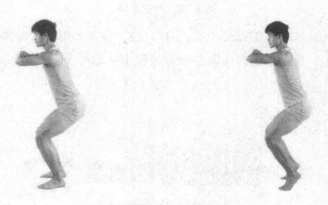

图 4-40 屈膝提踵

方法二：动力性练习。

深蹲（锻炼股四头肌、臀肌、腰背肌）：双脚分立与肩同宽，脚尖与膝关节正前方，上身正直靠于墙面，重心在足跟，膝关节尽量不要超过脚尖，屈膝角度不要大于90°，做蹲起动作。注意，屈膝的角度可以分别为30°、60°以及90°，锻炼过程中注意呼吸的配合，尽量做到平稳呼吸（见图4-41）。

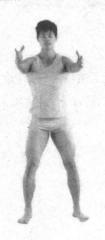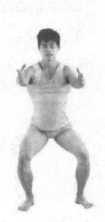

图 4-41　深蹲

蚌式外展（锻炼臀中肌）：侧卧位，双腿屈髋，屈膝90°，上方腿髋关节做外展动作，上方的踝关节不能抬离下面的踝关节，尽量外展至最大范围，缓慢下放还原（见图4-42）。

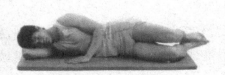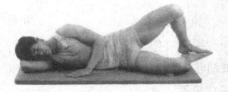

图 4-42　蚌式外展

侧卧位大腿外展练习（锻炼臀中肌）：侧卧位，髋关节稍微后伸并伴有内旋，然后尽量向上抬起下肢，缓慢下放，还原。锻炼过程中注意呼吸的配合，尽量做到平稳呼吸（见图4-43）。

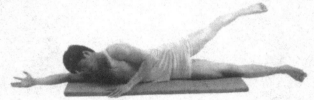

图 4-43　侧卧位大腿外展练习

提踵（锻炼小腿三头肌）：站立位，双脚尽量将足跟抬高，达最高位置后不停留，缓慢下放，还原。可以单双脚交替进行。锻炼过程中注意呼吸的配合，尽量做到平稳呼吸（见图4-44）。

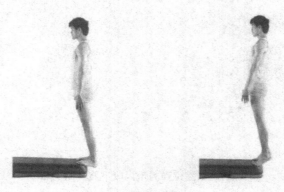

图 4-44 提踵

屈膝提踵（锻炼比目鱼肌）：站立位，膝关节微屈，双脚尽量将足跟抬高，膝关节保持微屈状态，达最高位置后不停留，缓慢下放，还原。锻炼过程中注意呼吸的配合，尽量做到平稳呼吸（见图4-45）。

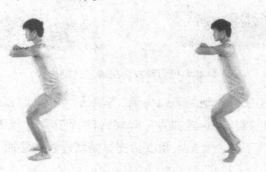

图 4-45 屈膝提踵

俯卧位弹力带屈膝练习（弹力带，锻炼腘绳肌）：弹力带做环，俯卧位，弹力环一端固定，另一端套于踝关节处，膝关节伸直，将弹力带伸长至有一定张力，屈膝，将弹力带拉长，缓慢放下。锻炼过程中，注意呼吸的配合，发力时呼气，返回时吸气（见图4-46）。

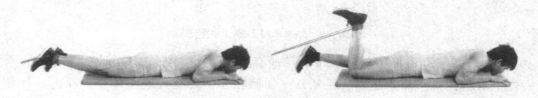

图 4-46 俯卧位弹力带屈膝练习（弹力带）

站立位弹力带内收下肢（弹力带，锻炼内收肌）：站立位，弹力带做环固定于左脚脚踝处，另一端固定，弹力带绷紧，右脚单腿支撑，左脚向右脚方向内收，下肢保持伸直，缓慢放回还原（见图4-47）。

图4-47　站立位弹力带内收下肢（弹力带）

弹力带踝背屈练习（弹力带，锻炼胫骨前肌）：坐位，双手体后支撑，一腿屈膝，一腿将环形弹力带放于足背处，踝关节用力背屈，缓慢还原，反复进行。锻炼过程中，注意呼吸的配合，发力时呼气，返回时吸气（见图4-48）。

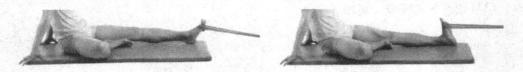

图4-48　弹力带踝背屈练习（弹力带）

外展单腿下蹲（平衡球，锻炼股四头肌、缝匠肌、阔筋膜张肌）：单腿支撑，站立于平衡球侧方约一步距离，另一腿伸直，脚踝内侧置于平衡球顶部，双手叉腰，面向前方。支撑腿缓慢弯曲下蹲，至最大角度后支撑腿缓慢蹬伸还原（见图4-49）。

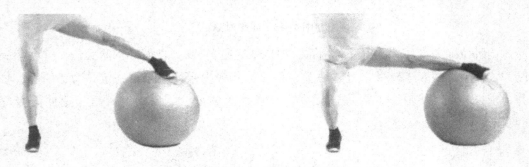

图4-49　外展单腿下蹲（平衡球）

仰卧屈膝举腿（平衡球，锻炼股四头肌、髂腰肌、臀中肌、臀小肌）：仰卧位，双臂置于身体两侧，两小腿夹住平衡球。屈膝抬腿，大腿与地面垂直，静止一会儿后，双腿缓慢放下（见图4-50）。

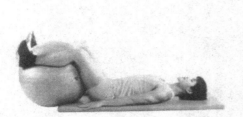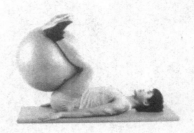

图 4-50　仰卧屈膝举腿（平衡球）

2. 中级水平

单腿侧桥（锻炼臀中肌、内收肌）：侧卧位，上面腿的足内侧撑地，下方腿悬空做侧桥，可以通过下方腿支撑等方式改变负荷强度大小，锻炼过程中，注意呼吸的配合，即发力时呼气，返回时吸气（见图 4-51）。

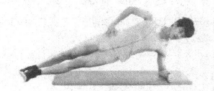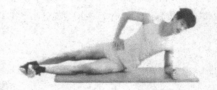

图 4-51　单腿侧桥

哑铃负重蹲起（哑铃，锻炼股四头肌、臀肌）：双手持哑铃放于体侧，缓慢下蹲至 90°然后蹬伸起身，在下蹲的过程中注意膝关节尽量不要超过脚尖（见图 4-52）。

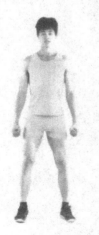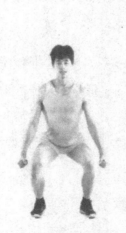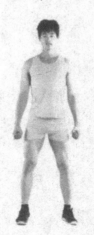

图 4-52　哑铃负重蹲起（哑铃）

双手持哑铃弓步蹲起（哑铃）：双手持哑铃放于体侧，双脚前后分开站立，做弓步蹲起，其身体重心靠近前脚。蹲起的过程中，注意保持上身的正直与膝关节的位置（见图 4-53）。

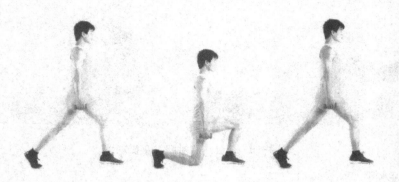

图 4-53　双手持哑铃弓步蹲起（哑铃）

　　原地蹲拉（弹力带，锻炼臀大肌、股四头肌）：两手分别握住弹力带的一端，足弓部位站立在弹力带中段，保证两端一样长。两臂向上抬起，两手稍高于肩，掌心向前，弹力带在手臂后侧经过。站立位时，保持身体直立，脚尖稍向外展，屈膝半蹲至大腿平行地面，保持弹力带绷紧。缓慢伸直腿和臀部，整个过程中手臂都要固定在身体两侧（见图4-54）。

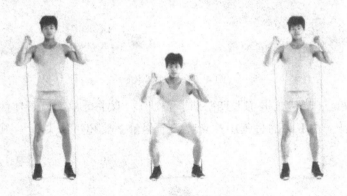

图 4-54　原地蹲拉（弹力带）

　　单腿站立屈膝后摆牵拉（弹力带，锻炼臀大肌、臀中肌）：单腿站立，两手叉腰，保持身体正直，右腿膝关节屈向身后，弹力带绕过右膝，两端固定，两端等长，保持弹力带绷紧。缓慢地后摆大腿，静止一段时间，缓慢地前摆还原（见图4-55）。

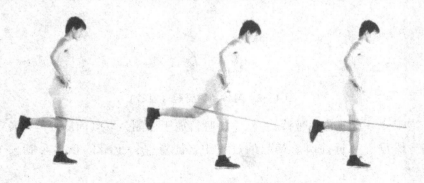

图 4-55　单腿站立屈膝后摆牵拉（弹力带）

站立位外展牵拉（弹力带，锻炼臀中肌）：两脚自然分开站立，踩住弹力带并沿足弓绕过身体前侧，保持身体正直，弹力带保持绷紧。右脚固定，缓慢地伸直左腿外展，静止一段时间后，缓慢地内收还原（见图 4-56）。

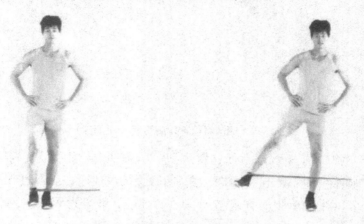

图 4-56　站立位外展牵拉（弹力带）

背部贴球双腿下蹲（平衡球，锻炼股四头肌、缝匠肌、臀大肌）：双脚分开与肩同宽，腰背部贴平衡球靠墙站立，双臂前伸，屈膝缓慢下蹲，静止后缓慢直立还原，锻炼过程中保持腰背部的紧张。可以通过单脚站立的方式改变练习的难度，锻炼过程中，注意呼吸的配合（见图 4-57）。

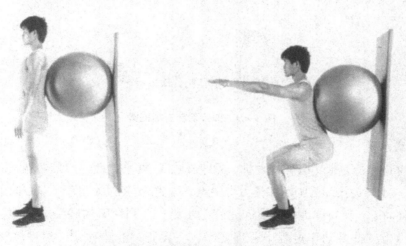

图 4-57　背部贴球双腿下蹲（平衡球）

侧向斜倚球双腿蹲起（平衡球，锻炼臀大肌、股四头肌、腓肠肌、比目鱼肌）：侧向斜倚平衡球靠墙站立，缓慢屈膝下蹲，然后缓慢伸膝还原，注意保持身体的挺直，头部不要倾斜。可以通过单腿的方式增加练习的难度，锻炼过程中，注意呼吸的配合（见图 4-58）。

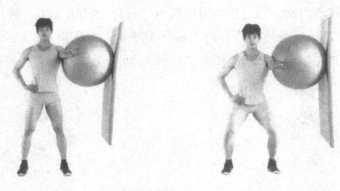

图 4-58 侧向斜倚球双腿蹲起（平衡球）

仰卧双腿支撑提臀（锻炼背肌、臀大肌、腘绳肌）：仰卧位，双脚支撑于平衡球，臀部抬离地面，双腿蹬伸，身体挺直，屈膝，缓慢还原。练习过程中保持腰部与臀部的紧张，可以通过单脚的方式增加练习的难度，锻炼过程中，注意呼吸的配合（见图 4-59）。

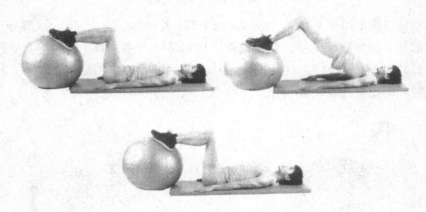

图 4-59 仰卧双腿支撑提臀

3. 高级水平

弓步蹲起（弹力带，锻炼臀大肌、股四头肌）：两手分握弹力带两端，两腿前后分开，间距 3~4 个足长，前脚踩在弹力带中点。手臂上抬稍高于肩，掌心向前，弹力带从下经手臂向上，保持弹力带绷紧。屈膝弓步蹲，直到后腿的膝关节触地。缓慢地直膝牵拉弹力带，整个动作过程中背部要平，头要正。静止片刻，然后缓慢屈膝弓步蹲，还原到初始位置（见图 4-60）。

侧向斜倚球单腿蹲起（平衡球，锻炼臀大肌、股四头肌、腓肠肌、比目鱼肌）：侧对墙站立，在身体与墙之间与肘同高处放置一平衡球，身体倾斜倚靠在平衡球上。内侧下肢抬起，同侧手臂抬起成水平，对侧手叉腰，平视前方，缓慢屈膝，身体下降。当球从肘移动到肩部时，支撑腿蹬伸，还原（见图 4-61）。

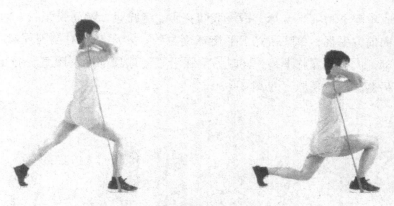

图 4-60　弓步蹲起（弹力带，臀大肌、股四头肌）

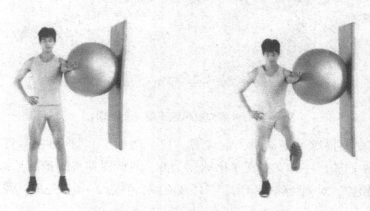

图 4-61　侧向斜倚球单腿蹲起（平衡球）

　　后伸腿支撑下蹲（平衡球，锻炼臀大肌、股四头肌、缝匠肌、阔筋膜张肌、腘绳肌）：单腿支撑站立于靠近平衡球的侧前方，另一条腿屈膝，脚尖放在平衡球的顶部，双手叉腰，目视前方。支撑腿屈膝，另一腿后蹬，腿沿平衡球顶部向后伸直，静止 3~5s。支撑腿缓慢蹬伸，另一腿收回还原（见图 4-62）。

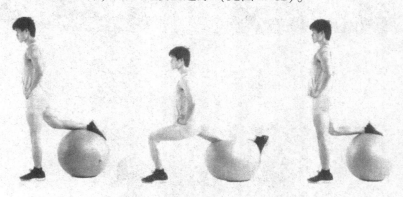

图 4-62　后伸腿支撑下蹲（平衡球）

外展内收单腿下蹲（平衡球，锻炼股四头肌、缝匠肌、阔筋膜张肌、内收肌）：双手叉腰，面向前方平视，单腿站立于平衡球侧方约一步距离，对侧腿屈膝，前脚掌置于平衡球顶部。支撑腿屈膝下蹲，同时另侧腿沿平衡球顶部外展蹬直，静止3~5s。支撑腿蹬伸，另侧腿内收还原（见图4-63）。

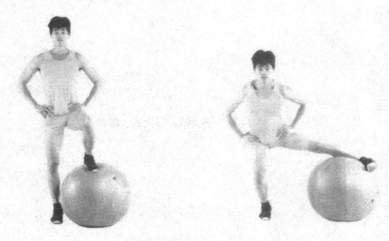

图4-63 外展内收单腿下蹲（平衡球）

仰卧单腿支撑提臀（平衡球，锻炼臀大肌、腘绳肌）：仰卧，双臂放于身体两侧，撑地。单腿屈膝，一脚支撑在平衡球侧上方，对侧腿伸直脚抬离平衡球，臀部抬离地。支撑腿蹬伸，对侧腿保持抬离。身体成直线，静止2~4s，还原（见图4-64）。

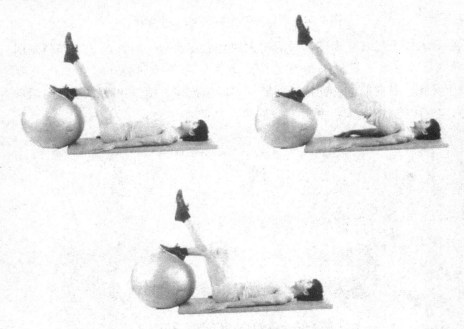

图4-64 仰卧单腿支撑提臀（平衡球）

单腿硬拉（锻炼腘绳肌、臀大肌）：单腿微屈站立，上体前屈，另一条腿伴随后伸抬高，然后直立身体，注意做动作的过程中保持膝关节的稳定，锻炼过程中，注意呼吸的配合，发力时呼气，返回时吸气（见图4-65）。

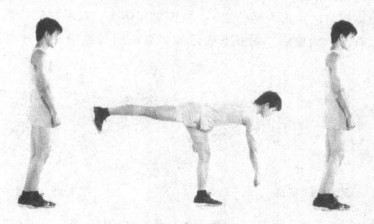

图 4-65　单腿硬拉

（三）躯干肌群练习

1. 初级水平

方法一：静力性练习。

坐位上身后仰（锻炼腹直肌上部及髂腰肌）：坐位，屈髋屈膝，两臂交叉抱在胸前或抱头，双脚固定，然后上体后仰，至腹肌感到吃力时，停留，还原。可利用身体后仰的角度的调节负荷强度的大小，注意锻炼时不能憋气，尽量做到平稳呼吸（见图4-66）。

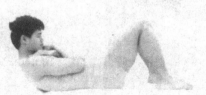

图 4-66　坐位上身后仰

船形练习（锻炼竖脊肌）：俯卧位，下肢固定，上体抬起，保持至力竭，还原；上体固定，抬起下肢，保持至力竭，还原；或者肌力较好的受试者可以上体与下肢同时抬起，保持至力竭，还原。锻炼过程中注意呼吸的配合，尽量做到平稳呼吸（见图4-67）。

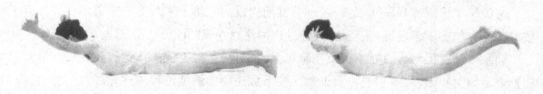

图 4-67　船形练习

腹桥（锻炼核心肌群整体）：双肘及脚尖支撑，注意腰部不能塌下，使整个后背与下肢成一条直线。保持该姿势至力竭（见图4-68）。

方法二：动力性练习。

卷腹（锻炼腹直肌上部及髂腰肌）：屈膝屈髋仰卧，双手抱胸或放于耳旁，腹部发力，将上背部抬离地面，缓慢下放还原。锻炼的过程中注意呼吸的配合（见图4-69）。

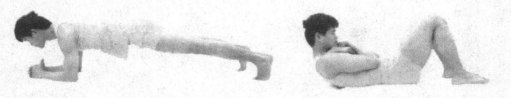

图4-68　腹桥　　　　　　　　　　　　　图4-69　卷腹

仰卧蹬车（锻炼腹直肌下部）：屈髋仰卧，将下肢抬离地面，屈膝做蹬车动作，注意腰部不要翘起（见图4-70）。

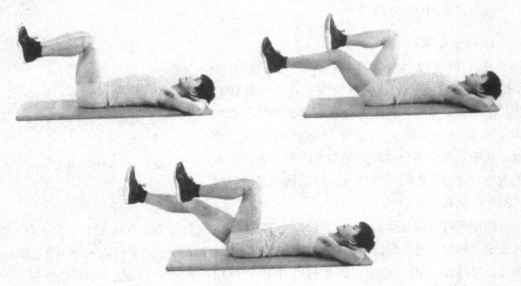

图4-70　仰卧蹬车

两头起（锻炼竖脊肌）：俯卧位，背部肌肉发力，将上体及下肢抬离地面，注意下肢保持伸直状态。缓慢下放还原，锻炼过程中注意呼吸的配合（见图4-71）。

仰卧举腿（锻炼腹直肌下部及髂腰肌）：仰卧位，双手放于体侧，脚尖勾起后将双腿抬离地面至60°左右，静止一会儿后缓慢下放还原。锻炼过程中注意呼吸的配合，以及快起慢放的动作要点（见图4-72）。

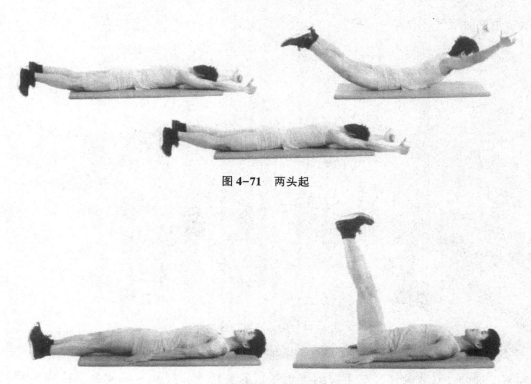

图 4-71 两头起

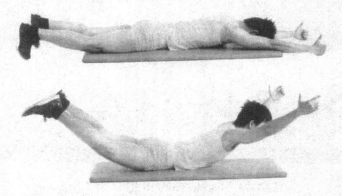

图 4-72 仰卧举腿

2. 中级水平

双臂伸直两头起（锻炼竖脊肌及上背部肌肉）：仰卧位，双臂伸直经耳侧过头顶，拇指向上，然后背部肌肉发力做两头起，静止一会儿后缓慢下放（见图 4-73）。

图 4-73 双臂伸直两头起

屈体下拉（弹力带，锻炼腹肌、竖脊肌）：双腿自然分开，上体直立，弹力带一端固定于一高处，双手握弹力带另一端，缓慢地朝前下放屈体，两臂保持伸直随身体向下牵拉弹力带，保持一会儿后缓慢伸直。锻炼过程中，注意呼吸的配合，发力时呼气，返回时吸气（见图 4-74）。

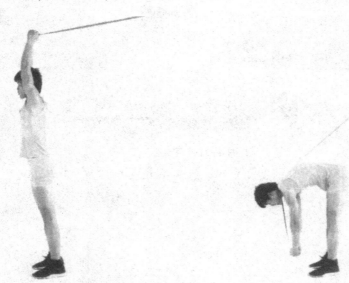

图 4-74　屈体下拉（弹力带）

仰卧起坐牵拉弹力带（弹力带，锻炼腹直肌、腹内外斜肌）：将弹力带固定于较低位置，仰卧，双膝微屈，双手握紧弹力带，前臂伸直，肘关节微屈，保持弹力带紧绷，缓慢地做仰卧起坐，同时将弹力带拉向膝关节，腹部肌肉紧绷，然后缓慢下放还原（见图 4-75）。

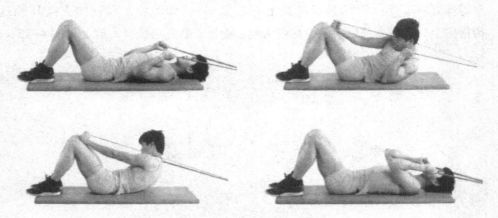

图 4-75　仰卧起坐牵拉弹力带（弹力带）

站立位侧屈牵拉弹力带（弹力带，锻炼腹直肌、腹内外斜肌、竖脊肌、腰大肌、腰小肌）：将弹力带固定于较高位置，两脚自然分开，稍屈膝站立，两臂伸直过头顶，两手握紧弹力带，将弹力带绷紧后，两腿伸直，缓慢地侧屈身体，静止一段时间后，缓慢地还原到初始姿势（见图 4-76）。

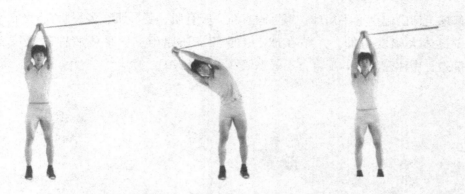

图 4-76　站立位侧屈牵拉弹力带（弹力带）

四点支撑练习（平衡球，锻炼腹直肌、腹横肌、多裂肌）：双腿撑球，成俯卧撑姿势，屈膝，小腿折叠，双手缓慢向后爬行，双手和膝盖支撑在平衡球上。可以通过屈膝的角度改变练习难度。锻炼过程中注意呼吸的配合，不要憋气（见图 4-77）。

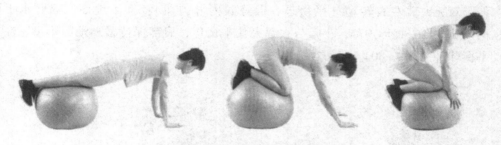

图 4-77　四点支撑练习（平衡球）

臀部支撑练习（平衡球，锻炼腹直肌、腹横肌、髂腰肌）：上体直立坐在平衡球上，双手抬离膝关节，身体小幅度后仰，保持身体平衡。可以通过双腿的抬高等改变练习的难度，锻炼过程中注意呼吸的配合，不要憋气（见图 4-78）。

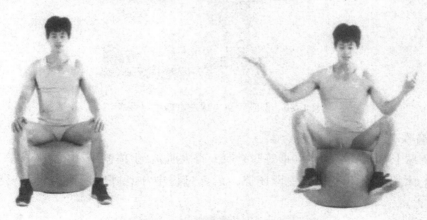

图 4-78　臀部支撑练习（平衡球）

平衡球上仰卧起坐（平衡球，锻炼腹直肌、竖脊肌、菱形肌、多裂肌）：坐在平衡球前方，身体大幅度后仰，并贴在球上，收腹，还原坐立。身体后仰的速度要缓慢，锻炼过程中注意呼吸的配合，不要憋气（见图4-79）。

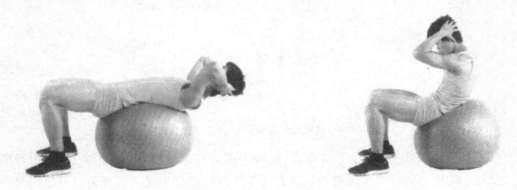

图 4-79　平衡球上仰卧起坐（平衡球）

仰卧双腿夹球左右转动（平衡球，锻炼腹内外斜肌）：仰卧地面，双臂水平张开，两小腿放在平衡球顶部，小腿与大腿夹住平衡球，肩部保持紧贴地面不动，左右转动平衡球（见图4-80）。

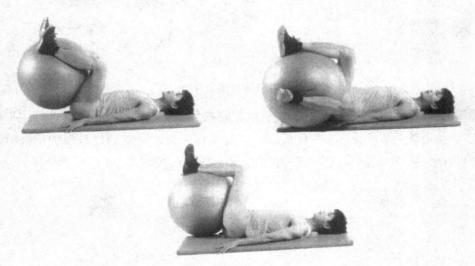

图 4-80　仰卧双腿夹球左右转动（平衡球）

3. 高级水平

平衡球上背起（平衡球，锻炼竖脊肌、臀大肌）：上体俯卧在平衡球上，双手置于耳侧，上体抬起至直立位，缓慢还原，锻炼过程中注意呼吸的配合，不要憋气（见图4-81）。

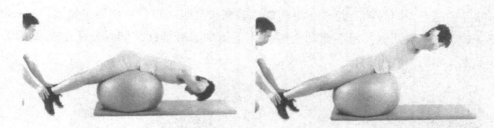

图 4-81　平衡球上背起（平衡球）

　　双膝支撑练习（平衡球，锻炼腰大肌、腰方肌、腹横肌）：练习方法同四点支撑平衡练习，四点支撑后，双手离开平衡球，上体直立。锻炼过程中注意呼吸的配合，不要憋气（见图 4-82）。

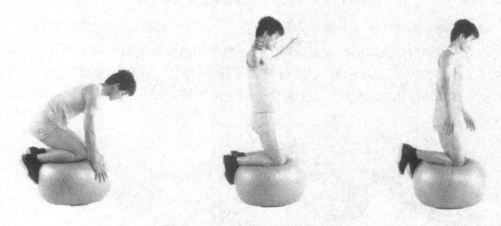

图 4-82　双膝支撑练习（平衡球）

　　抱头体侧屈（平衡球，锻炼腹内外斜肌、竖脊肌、腰方肌）：坐在平衡球上，双脚向前迈出至平衡球顶在腰部位置，转体 90°，使髋关节压在平衡球上，双脚前后分开约一步，双脚可以蹬在墙上或台阶上，双手放于耳侧，身体挺直与地面成 45°角，做体侧屈。锻炼过程中注意呼吸的配合，不要憋气（见图 4-83）。

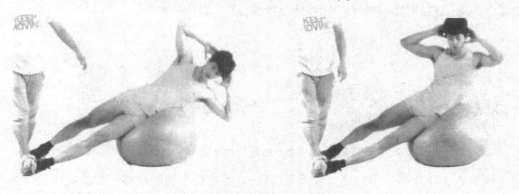

图 4-83　抱头体侧屈（平衡球）

仰卧夹球上摆同时仰卧起坐（平衡球，锻炼腹直肌、腹内外斜肌、髂腰肌）：仰卧地面，双手置于头两侧，用小腿和大腿夹住平衡球抬离地面，同时双手抱头做仰卧起坐（见图4-84）。

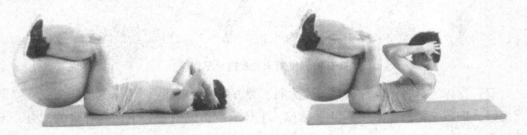

图4-84　仰卧夹球上摆同时仰卧起坐（平衡球）

斜靠平衡球展臂转体（平衡球，锻炼腹直肌、腹内外斜肌）：坐立在平衡球上，双脚向前迈出直到臀部倚靠平衡球，双脚分开，两膝距离略宽于肩，向左侧转体，使得左侧髋关节倚靠在平衡球一侧，左脚在前右脚在后伸直，双臂伸直展开。髋关节固定，向右侧转动身体至两臂与地面平行位置停止（见图4-85）。

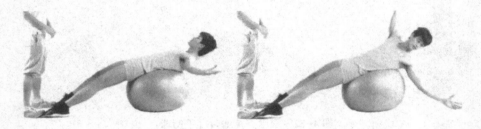

图4-85　斜靠平衡球展臂转体（平衡球）

仰卧侧起扭拉（弹力带，锻炼腹直肌、腹内外斜肌）：弹力带固定较低位置，仰卧，头部紧贴垫子，两手握紧弹力带并将弹力带拉至腹部以上区域。弹力带从头一侧经过，前臂伸直，肘关节微屈。缓慢地将左肩抬离垫子，同时两手向右臂外侧牵拉弹力带，腹部肌肉绷紧。然后缓慢还原到初始位置（见图4-86）。

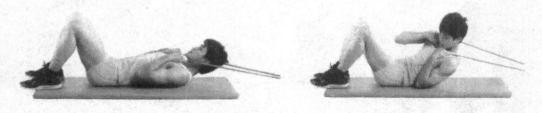

图4-86　仰卧侧起扭拉（弹力带）

俄罗斯旋转（锻炼腹直肌、腹内外斜肌）：仰卧位，屈膝屈髋，双手抱头，腹肌发力，做仰卧起坐后左右旋转躯干，注意旋转时躯干上身要保持正直，旋转速度要缓慢，然后进行下一次练习，锻炼过程中，注意呼吸的配合，发力时呼气，返回时吸气（见图4-87）。

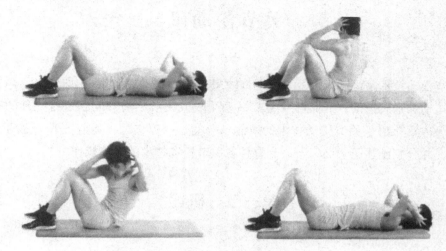

图 4-87 俄罗斯旋转

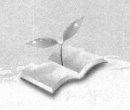

第五章
关节松动术

关节松动技术是运动康复手法治疗的关键技术，是利用徒手施加外力，调整关节的生理运动和附属运动，从而针对关节活动受限或关节疼痛等问题进行处理的手法治疗技术。本章介绍了关节松动技术的概念、分类、治疗作用、适应证和禁忌证、注意事项等，并分别阐述了上肢、下肢和脊柱各关节松动技术的具体操作方法。

第一节　概述

一、关节的运动概述

（一）生理运动

关节的生理运动是指关节在生理范围内完成的运动，如屈曲、伸展、内收、外展、旋转等运动，既可以主动完成，也可以被动完成。手法操作时在治疗者的帮助下被动完成。

（二）附属运动

关节在自身及其周围组织允许的范围内完成的运动，称为附属运动，是维持关节正常活动不可缺少的一种运动。不能主动单独完成，只能被动完成或伴随着生理运动而完成。

（三）两者关系

（1）任何一个关节都存在着附属运动。

（2）当关节因疼痛、僵硬而限制了活动时，其生理运动和附属运动均受到影响。

（3）在生理运动恢复后，如果关节仍有疼痛或僵硬，可能附属运动尚未完全恢复正常。

（4）在改善生理运动之前，先改善附属运动。附属运动的改善，可促进生理运动的改善。

二、关节松动术的定义

关节松动术是指通过徒手的被动运动，利用较大的振幅、低速度的手法，改善关节运动障碍的治疗方法。在应用时可选择关节的生理运动或附属运动作为治疗手段。

三、关节松动术的手法分类

（一）摆动手法

骨的杠杆样运动叫摆动。关节的摆动包括屈曲、伸展、内收、外展、旋转，即通常所说的生理运动。摆动时要固定关节近端，关节远端做往返运动。摆动必须在关节活动范围达到正常范围的60%时才可应用。例如，肩关节前屈的摆动手法，至少要在肩前屈达到108°时才能应用（180°×60%＝108°）。如果没有达到这一范围，应先用附属运动的手法来改善。

（二）滚动手法

当一块骨在另一块骨表面发生滚动时，两块骨的表面形状必然不一致，接触点同时变化，所发生的运动为成角运动。不论关节表面凹凸程度如何，滚动的方向总是朝向成角骨运动的方向。关节功能正常时，滚动并不单独发生，一般都伴随着关节的滑动和旋转。

（三）滑动手法

当一块骨在另一块骨上滑动时，如为单纯滑动，两骨表面形状必须一致，或是平面，或是曲面。如果是曲面，两骨表面的凹凸程度必须相等。滑动时，一侧骨表面的同一个点接触对侧骨表面的不同点。滑动方向取决于运动骨关节面的凹凸形状。

凹凸法则：运动骨关节面凸出，滑动方向与成角骨运动方向相反；运动骨关节面凹陷，滑动方向与成角骨的运动方向相同。

滚动与滑动的关系：关节表面形状越接近，运动时，一块骨在另一块骨表面的滑动就越多，形状越不一致，滚动就越多。临床应用时，由于滑动可以缓解疼痛，合并牵拉可以松解关节囊，使关节放松，改善关节活动范围，使用较多。而滚动手法可以挤压关节，容易引起损伤，单独使用较少。

（四）旋转手法

移动骨在静止骨表面绕旋转轴转动叫旋转。旋转时，移动骨表面的同一点做圆周运动。旋转常与滑动和滚动同时发生，很少单独作用。

不同关节，旋转轴的位置不同。例如，盂肱关节的旋转轴经肱骨头中心并垂直于关节盂。而生理运动的旋转是肱骨围绕自身长轴转动。髋关节的旋转是股骨头绕着经过股骨头中心，并垂直于髋臼的旋转轴转动。前臂联合关节的旋转与生理运动中的旋转相同，都是桡骨围绕尺骨转动。

（五）牵拉手法

当外力作用使构成关节的两骨表面呈直角相互分开时，称分离或关节内牵引；当外力作用于骨长轴使关节远端移位时，称牵拉或长轴牵引。分离和牵拉的区别是：分离时外力要与关节面垂直，同时两骨关节面必须分开；牵拉时外力必须与骨的长轴平行，关节面可以不分开。例如，盂肱关节牵拉时，外力与肱骨长轴平行，关节面发生滑动；而盂肱关节分离时，外力与关节盂垂直，关节面相互分开。

（六）挤压手法

使关节腔内骨与骨之间的间隙变小。肌肉收缩产生一定压力，可以提高关节的稳定性。但是，在向其他骨方向转动时，会对骨的角运动方向造成压迫。当压迫力异常增高时，会产生关节软骨的变形和损伤。因此，挤压技术应用较少。

四、关节松动术的治疗作用

关节松动技术可以促进关节液的流动，增加关节软骨和软骨盘无血管区的营养。主要通过力学和神经作用达到。

（一）力学作用

恢复关节内结构的正常位置或无痛性位置，从而恢复无痛、全范围的关节运动。当关节因肿胀或疼痛不能进行全范围活动时，关节松动技术可以缓解疼痛，防止因活动减少引起的关节退行性改变。

（二）神经作用

松动可以抑制脊髓和脑干致痛物质的释放，提高痛阈。治疗时的机械刺激传入脊髓，通过"闸门控制"理论起到镇痛作用，引起内啡肽释放而镇痛。

保持组织的延展性和韧性：动物实验及临床均发现，关节不活动可以引起组织纤维增生，关节内粘连，肌腱、韧带和关节囊挛缩。关节松动技术，特别是Ⅲ、Ⅳ级手法，由于直接牵拉了关节周围的组织，可以保持或增加其伸展性，改善关节的活动范围。

增加本体反馈：本体感受器位于关节、关节囊和肌腱内，传入神经将关节感受器接受到的冲动传入中枢神经，增加位置觉和运动觉。关节松动技术可以提供下列感觉信息：关节的静止位置和运动速度及其变化，关节运动的方向，肌肉张力及其变化。

第二节 关节松动术操作方法

一、上肢关节松动技术

（一）肩关节

1. 盂肱关节

（1）向后滑动：患者取仰卧位，上肢放于体侧，下方垫枕头以使肩关节位于中立位。治疗师站在患侧肩旁，双手拇指固定在肱骨头正前方（近肱骨大结节处）为着力点，其余手指包绕在肩周，两手拇指并拢着力，双肘伸直，躯干重心前后稍移动以传递力至拇指，作用力指向地面，平行于肩关节盂平面，推动肱骨头向后滑动。也可用掌根作为着力点，注意着力点应避让开肱骨结节间沟。盂肱关节向后滑动能改善肩关节的前屈和内旋的关节活动（见图5-1）。

（2）向前滑动：患者取仰卧位，肩关节靠近床缘，上肢休息位。治疗师站在患侧肩旁，双手拇指固定在肱骨头后方为着力点，其余手指包绕在肩周，治疗师保持肩外展、肘屈曲，利用肩内收肘下压发力，带动拇指向上移动。作用力指向天花板，平行于肩关节盂平面，推动肱骨头向前滑动。由于仰卧位时肩关节后方肌肉影响着力，操作前注意先拨开肌肉，尽量避让开肌腹，固定着力点再发力。也可选择俯卧位操作，注意在肩前部支撑固定保证肩关节中立位。盂肱关节向前滑动的关节松动技术能改善肩关节的后伸和外旋的活动（见图5-2）。

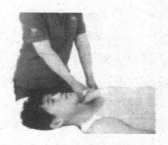
图5-1 盂肱关节向后滑动

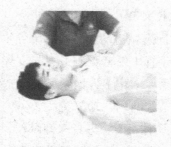
图5-2 盂肱关节向前滑动

（3）长轴牵引：患者取仰卧位，上肢休息位，肘关节屈曲。治疗师站在患侧肩旁，远端手握住患者腕关节，近端手握住患者肘关节远端。作用力沿着肱骨长轴方向，平行于肩关节盂平面，推动肱骨头向远端滑动。也可以双手夹持上臂近端，沿肱骨长轴方向向远端滑动。盂肱关节长轴牵引能改善肩关节外展（见图5-3）。

（4）分离：患者取仰卧位，上肢休息位。治疗师站在患侧肩旁，近端手从腋下握住患者上臂近端内侧，远端手固定在患者肘关节外侧。作用力垂直于肩关节盂平面向外，推动肱骨头向外分离。分离的作用是增加盂肱关节间隙（见图5-4）。

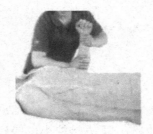 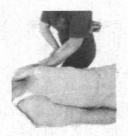

图5-3　盂肱关节长轴牵引　　　图5-4　盂肱关节分离

2. 肩胛胸壁关节

肩胛骨松动：患者取侧卧位，屈膝屈髋保持躯干稳定，治疗侧在上，上肢放松置于身体前方。治疗师面对患者站立，一手固定在肩胛冈上，另一手从患者腋下绕过，以虎口固定住肩胛下角。两手一起用力松动肩胛骨，分别完成向头端、足端、内侧、外侧以及旋转、分离等各方向的全范围活动，体会活动范围和运动终末感。注意患者应充分放松，保持治疗侧肩关节屈曲。促进肩胛骨活动，有利于肩关节活动范围的改善（见图5-5）。

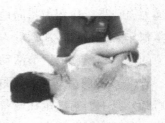

图5-5　肩胛骨松动

（二）肘关节

1. 肱尺关节

（1）向远端滑动：患者取俯卧位，肩外展90°，肘关节屈曲自然下垂于床沿边，治疗师近端手置于患者肘前下方起支撑受力作用，远端手掌置于患者尺骨鹰嘴后方，手掌根部着力，向正下方推动尺骨向远端滑动。肱尺关节向远端滑动的关节松动技术能改善肘关节屈曲的活动（见图5-6）。

（2）尺骨牵引：患者取仰卧位，治疗师面对患者站立，一手以大鱼际压住肱骨外上髁以固定肱骨，另一手抓握患者尺骨近端，两手用力方向相反，沿长轴方向拉动尺骨向远端活动。在肘关节屈曲终末位牵引可以改善肘关节屈曲，在肘关节伸展终末位牵引可以改善肘关节伸展。

2. 近端桡尺关节

（1）桡骨牵引：患者取仰卧位，上肢稍外展，治疗师面对患者站在其肩外展角之间，近端手握持肘关节内侧以固定肱骨和尺骨，远端手抓握患者桡骨远端，沿长轴方向拉动桡骨向远端活动。

（2）桡骨向后滑动：患者取仰卧位，上肢置于体侧，肘关节伸直，治疗师面对患者站立，近端手置于患者肘内下方起支撑固定作用，远端手掌置于患者桡骨小头前方，手掌根部着力，向正下方推动桡骨向后方滑动。近端桡尺关节向后滑动的关节松动技术能改善前臂旋前的活动（见图5-7）。

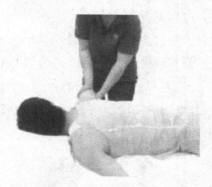 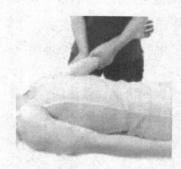

图5-6 肱尺关节向远端滑动　　图5-7 近端桡尺关节桡骨向后滑动

（3）桡骨向前滑动：患者取俯卧位，上肢置于体侧，肘关节伸直，治疗师面对患者站立，近端手置于患者肘内下方起支撑固定作用，远端手掌置于患者桡骨小头后方，手掌根部着力，向正下方推动桡骨向前方滑动。近端桡尺关节向前滑动的关节松动技术能改善前臂旋后的活动（见图5-8）。

（三）腕关节

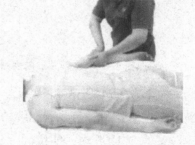

图5-8 近端桡尺关节桡骨向前滑动

1. 远端桡尺关节

（1）尺骨向前滑动：患者取坐位，上肢置于体侧，肘关节屈曲，治疗师面对患者，一手抓握固定患者桡骨和外侧腕骨，另一手拇指和食指夹持患者尺骨茎突，用力向掌侧方向推动尺骨向前方滑动。远端桡尺关节向前滑动的关节松动技术能改善前臂旋后的活动（见图5-9）。

（2）尺骨向后滑动：患者取坐位，上肢休息位，操作者面对患者，一手抓握固定患者桡骨和外侧腕骨，另一手大鱼际接触尺骨远端，用力向背侧方向推动尺骨向后方滑动。远端桡尺关节向后滑动的关节松动技术能改善前臂旋前的活动（见图5-10）。

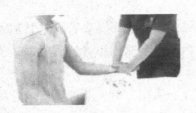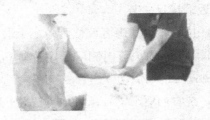

图5-9 远端桡尺关节尺骨向前滑动　　　图5-10 远端桡尺关节尺骨向后滑动

2. 桡腕关节

（1）向桡侧滑动：患者取坐位或仰卧位，上肢放松置于台面上，前臂中立位，治疗师一手握住桡骨远端固定，另一手握住腕骨，着力点在近排腕骨尺侧，一手固定桡骨，另一手用力向上将腕骨向桡侧滑动。桡腕关节向桡侧滑动可改善尺偏的活动（见图5-11）。

（2）向尺侧滑动：体位同上，着力点在腕骨桡侧，用力向下使腕骨向尺侧滑动。桡腕关节向尺侧滑动可改善桡偏的活动（见图5-12）。

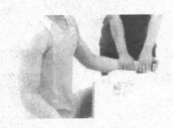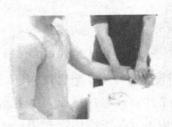

图5-11 桡腕关节向桡侧滑动　　　图5-12 桡腕关节向尺侧滑动

（3）向背侧滑动：体位同上，前臂旋后位，着力点在腕骨掌侧，向手背方向滑动。桡腕关节向背侧滑动可改善屈腕的活动（见图5-13）。

（4）向掌侧滑动：体位同上，前臂旋前位，着力点在腕骨（手舟骨和月骨）背侧，向手掌方向滑动。桡腕关节向掌侧滑动可改善伸腕的活动（见图5-14）。

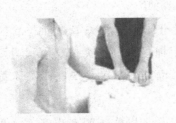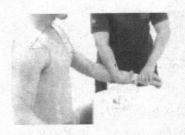

图5-13 桡腕关节向背侧滑动　　　图5-14 桡腕关节向掌侧滑动

（四）手部各关节

1. 腕骨间关节

患者取坐位，上肢放松置于治疗台上，治疗师面对患者坐位，触诊腕骨，根据第三掌骨基底部定位头状骨，一手拇指和食指握住头状骨起固定作用，另一手拇指和食指夹持住邻近骨，进行腕骨间小关节的松动，如钩骨、月骨、手舟骨、小多角骨、第三掌骨基底部。同样方法也可进行其他邻近两骨之间的松动，如手舟骨与月骨、大多角骨、小多角骨，三角骨与钩骨、月骨等。腕骨间关节的附属活动对维持手功能有重要作用，也有利于腕关节的屈伸活动，如钩骨或头状骨向掌侧滑动的松动技术可改善屈腕受限（见图5-15）。

2. 掌指关节、近端和远端指间关节

（1）向掌侧滑动：患者取坐位，上肢置于治疗台上，治疗师以一手拇指和食指夹持住关节近端起固定作用，另一手拇指和食指夹持住关节远端用力向掌侧滑动，掌指关节、近端和远端指间关节向掌侧滑动可改善相应关节手指屈曲的活动范围。

（2）向背侧滑动：同上，用力方向相反，掌指关节、近端和远端指间关节向掌侧滑动可改善相应关节手指伸展的活动范围（见图5-16）。

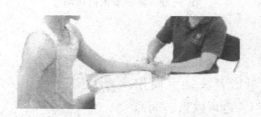
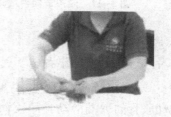

图5-15　腕骨间关节松动技术　　　　图5-16　手指间关节松动技术

二、下肢关节松动技术

（一）髋关节

1. 向前滑动

患者取侧卧位，治疗侧在上，屈髋屈膝，两腿间放一个枕头使髋关节位于中立位放松。治疗师站在患者后方，以两手拇指抵住患者股骨大转子后方，躯干重心前后移动将力传递至拇指着力点，注意滑动方向垂直于股骨长轴方向，推动股骨大转子向前方滑动。也可以选择患者俯卧在治疗床边，单腿支撑在地面，以治疗带环绕固定在股骨远端及治疗师肩部，保持股骨中立位，治疗师远端手握住患者小腿远端，近端手以掌根着力于股骨后方，推动股骨向前滑动。股骨向前滑动的关节松动技术可改善髋关节伸展和外旋的活动（见图5-17）。

2. 向后滑动

患者取侧卧位，治疗侧在上，屈髋屈膝，两腿间放一个枕头使髋关节位于中立位放松。治疗师站在患者前方，以两手拇指抵住患者股骨大转子前方，躯干重心前后移动将力传递至拇指着力点，注意滑动方向垂直于股骨长轴方向，推动股骨大转子向后方滑动。也可以选择患者仰卧在治疗床边，双手扶抱对侧下肢保持屈髋屈膝以固定骨盆，以治疗带固定在治疗侧股骨远端及治疗师肩部，保持股骨中立位，治疗师远端手扶握住腘窝，近端手以掌根着力于股骨前方，推动股骨向后滑动。股骨向后滑动的关节松动技术可改善髋关节屈曲和内旋的活动（见图5-18）。

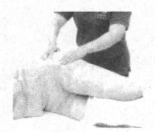 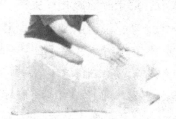

图5-17　髋关节向前滑动　　　　　图5-18　髋关节向后滑动

3. 长轴牵引

患者体位同上，操作者站于患者后方，双手握住患者膝关节上方，注意利用躯干体重，沿股骨长轴方向用力，推动股骨向远端滑动，即长轴牵引。也可以患者取仰卧位，治疗师站在床尾，用治疗带环绕固定在治疗师躯干和患者足踝部之间，治疗师双手握住下肢远端，借助自身体重完成股骨的长轴牵引（见图5-19）。

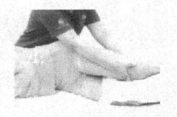

图5-19　髋关节长轴牵引

（二）膝关节

1. 胫股关节松动技术

（1）向前滑动：患者取仰卧位，屈髋，屈膝90°，足掌在治疗床上，治疗师面对患者，双手扶握在患者膝关节周围，大腿固定足踝部，双手拇指位于胫骨平台前，触及胫股关节缘，利用躯干后伸发力带动患者胫骨向前滑动，注意体会胫骨平台在外力作用下向前滑动。胫股关节向前滑动的关节松动技术可以改善膝关节伸展活动（见图5-20）。

（2）向后滑动：体位同上，发力方向相反，治疗师手的大鱼际部在胫骨平台前下方，为着力点。胫股关节向后滑动的关节松动技术可以改善膝关节屈曲活动（见

图5-21）。

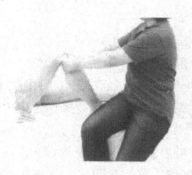 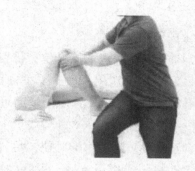

图5-20　胫股关节向前滑动　　　图5-21　胫股关节向后滑动

（3）内收：患者取仰卧位，髋关节外旋，膝关节伸直。治疗师一手压住患者胫骨结节内侧，另一手托住足跟外侧，两手相向用力，各50%力度，保持肘关节伸直，治疗师利用躯干侧屈带动，使患者胫股关节向伸展位内收方向松动（见图5-22）。

（4）外展：患者取仰卧位，髋关节内旋，膝关节伸直。治疗师一手压住患者胫骨结节外侧，另一手托住足跟外侧，两手相向用力，各50%力度，保持肘关节伸直，治疗师利用躯干侧屈加旋转合力方向带动，使患者胫股关节向伸展位外展方向松动（见图5-23）。

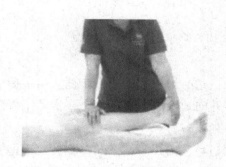 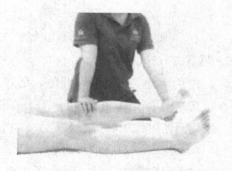

图5-22　胫股关节内收　　　　图5-23　胫股关节外展

2. 髌股关节松动技术

患者取仰卧位，膝关节伸直放松，可在膝下垫一个小枕头保证充分放松。治疗师双手拇指和食指捏住髌骨边缘为着力点，其余手指轻放在膝关节周围，分别推动髌骨向远端、近端、内侧或外侧进行滑动。也可用掌根用力推动髌骨滑动，注意不要下压髌骨。髌骨向远端滑动改善屈膝动作，向近端滑动改善伸膝动作（见图5-24）。

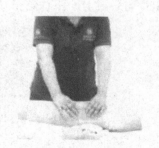

图5-24　髌股关节松动技术

（三）踝关节

1. 距上关节松动技术

（1）向前滑动：患者取俯卧位，足置于床沿边，治疗师站于治疗侧，一手握住胫腓骨远端起支撑固定作用，另一手在内踝水平线下握住足踝部，向地面方向垂直用力，推动距骨向前滑动，距骨向前滑动可改善踝关节跖屈。注意操作过程中保持患者足踝中立位（见图5-25）。

（2）向后滑动：患者取仰卧位，足置于床沿边，治疗师站于治疗侧，一手握住胫腓骨远端起支撑固定作用，另一手在内踝水平线下握住足踝部，向地面方向垂直用力，推动距骨向后滑动，距骨向后滑动可改善踝关节背屈。注意操作过程中保持患者足踝中立位（见图5-26）。

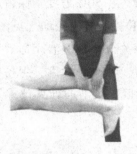 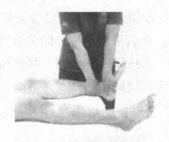

图 5-25　距上关节向前滑动　　　图 5-26　距上关节向后滑动

2. 距下关节松动技术

（1）向前滑动：患者取俯卧位，足置于床沿边，治疗师站于治疗侧，一手握住距骨前方起支撑固定作用，另一手握住跟骨后方并向地面方向垂直用力，推动跟骨向前滑动。注意操作过程中保持患者足踝中立位（见图5-27）。

（2）向后滑动：患者取仰卧位，足置于床沿边，治疗师站于治疗侧，一手握住距骨后方起支撑固定作用，另一手在握住患者跟骨前侧方并向地面方向垂直用力，推动跟骨向后滑动。注意操作过程中保持患者足踝中立位（见图5-28）。

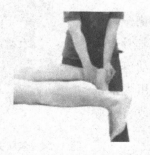 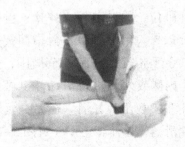

图 5-27　距下关节向前滑动　　　图 5-28　距下关节向后滑动

（3）向内侧滑动：患者取侧卧位，治疗师一只手固定患者距骨，另一手握住跟骨，向足踝内侧方向用力，推动跟骨向内侧滑动，跟骨向内侧滑动可改善足外翻活动。

（4）向外侧滑动：患者取侧卧位，治疗师一只手固定患者距骨，另一手握住跟骨，向足踝外侧方向用力，推动跟骨向外侧滑动，跟骨向外侧滑动可改善足内翻活动（见图5-29）。

3. 踝关节松动技术

患者取俯卧位，膝关节屈曲90°，大腿固定保持在治疗床面上，治疗师站于治疗同侧，双手托握患者踝关节共同发力，促进踝关节向背屈或跖屈方向活动，可分级施行松动手法（见图5-30）。

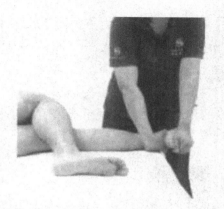 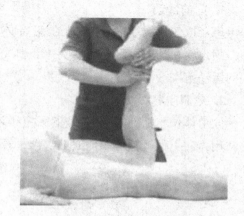

图5-29 距下关节向外滑动　　　　　图5-30 踝关节松动技术

三、脊柱关节松动技术

（一）颈椎关节松动技术

1. 向前滑动

患者取俯卧位，颈部微屈，双上肢放于体侧。治疗师站在患者头侧，双手拇指着力于颈椎棘突，其余手指放在颈椎两侧，上肢伸直，躯干用力推动单一椎体棘突向前滑动（见图5-31）。

2. 单侧向前滑动

同上体位，治疗师一手拇指固定于治疗节段的颈椎棘突，另一手拇指着力在棘突稍旁开横突位置，向正下方用力促进椎体单侧向前滑动（见图5-32）。

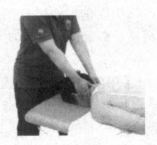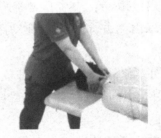

图 5-31　颈椎关节向前滑动　　　　　图 5-32　颈椎关节单侧向前滑动

(二) 腰椎关节松动技术

1. 向前滑动

患者取俯卧位，治疗师站在患者体侧，以一手豌豆骨为着力点，两手交叉相握，固定在松动节段腰椎的棘突上，其余手指放松在两侧，注意体会单一椎体向前滑动的运动范围（见图 5-33）。

2. 单侧向前滑动

同上体位，治疗师一手拇指固定于治疗节段的椎体棘突，另一手拇指着力于横突，用力向下促进椎体单侧向前滑动，着力点在横突（见图 5-34）。

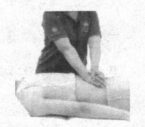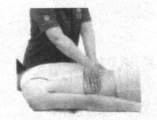

图 5-33　腰椎关节向前滑动　　　　　图 5-34　腰椎关节单侧向前滑动

3. 旋转

患者取侧卧位，根据需旋转的不同腰椎椎体确定不同的屈髋角度，以使被旋转关节间隙增加。治疗师一手放在肩部固定躯干，另一手置于髂，以稳定频率推动下位椎体向前旋转。操作时参照患者置于体侧的上肢活动，与治疗师用力方向相反。通过调整身体姿势可实现分级操作，Ⅰ、Ⅱ级手法侧卧位，Ⅲ级手法躯干仰卧骨盆侧卧，Ⅳ级手法将治疗侧下肢髋关节屈曲、内收（见图 5-35 至图 5-37）。

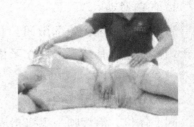

图 5-35　腰椎关节旋转Ⅰ、Ⅱ级松动

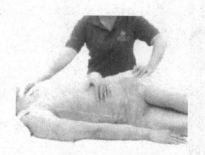 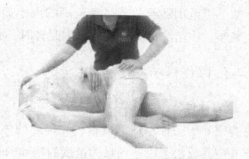

图 5-36　腰椎关节旋转Ⅲ级松动　　　　图 5-37　腰椎关节旋转Ⅳ级松动

第三节　关节松动术的应用

一、手法分级与操作程序

Maitland 根据关节的可动范围和操作时治疗师应用手法的幅度大小，将关节松动技术分为 4 级。

（一）分级标准

Ⅰ级：在关节活动的起始端，小范围、节律性地来回松动关节。

Ⅱ级：在关节活动允许范围内，大范围、节律性地来回松动关节，但不接触关节活动的起始和终末端。

Ⅲ级：在关节活动允许范围内，大范围、节律性地来回松动关节，接触到关节活动的终末端。

Ⅳ级：在关节活动的终末端，小范围，节律性地来回松动关节，接触到关节活动的终末端（见图 5-38）。

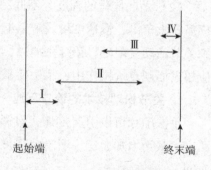

图 5-38　关节松动技术分级

Ⅰ、Ⅱ级松动手法用于治疗因疼痛引起的关节活动受限；Ⅲ级松动手法用于治疗关节疼痛并伴有活动受限；Ⅳ级松动手法用于治疗关节周围组织粘连、挛缩而引起的关节活动受限。

手法分级可用于关节的附属运动和生理运动。当作用于附属运动治疗时，Ⅰ~Ⅳ级手法皆可选用。而用生理运动治疗时，关节活动范围要达到正常的 60% 才可以应用，因此，多用Ⅲ~Ⅳ级，极少用Ⅰ级手法。

手法分级范围随着关节可动范围的大小而变化。当关节活动范围减少时，分级范围相应减小；当治疗后关节活动范围改善时，分级范围相应增大。

（二）操作程序

1. 患者体位

患者应处于一种舒适、放松、无疼痛的体位，通常为卧位或坐位，尽量暴露治疗的关节并使其放松，以达到最大范围的松动的目的。

2. 治疗者体位

靠近治疗的关节，通常治疗师的近端手固定关节近端，远端手松动关节远端；或两手共同进行松动。

3. 治疗前评估

找出存在的问题（疼痛、僵硬及其程度）。根据问题的主次，有针对性地选择手法。每一种手法反复操作 1min，同一种手法每次治疗可以应用 2~3 次，然后再次评估。

4. 手法应用

（1）运动方向。平行或垂直于治疗平面。治疗平面是指垂直于关节面中点旋转轴线的平面。关节分离垂直于治疗平面；关节滑动和长轴牵引平行于治疗平面。

（2）手法操作的程度。不同的松动速度产生的效应不同：小范围、快速度可抑制疼痛；大范围、慢速度可缓解紧缩。不论是附属运动还是生理运动，手法操作均应达到关节活动受限处。治疗疼痛时，手法应达到痛点但不超过痛点。治疗僵硬时，手法应超过僵硬点。操作中，手法要平稳，有节奏，持续 30~60s。

5. 关节松动技术的治疗反应

手法治疗可以引起疼痛，轻微的疼痛为正常的治疗反应。若治疗后 24h 疼痛仍不减轻，甚至增加，这说明治疗强度过大或持续时间过长，应降低治疗强度或缩短治疗时间。

关节松动技术不能改变疾病的病理过程，如类风湿性关节炎和损伤后的炎症反应。在这些情况下，关节松动技术的主要作用是缓解疼痛，维持现有关节的活动范围以及减少因力学因素引起的活动受限。

二、应用思路

（一）休息时疼痛的关节

特征：严重的、易激惹的疼痛。

治疗：目标是减少疼痛，无痛或少痛；附属运动在无痛、中立位进行；治疗过程中患者不应该感觉到任何不舒服；小幅度，缓慢地运动。

（二）少痛的僵硬关节

特征：僵硬为主，疼痛小。

治疗：目标是改善现有的活动度；在关节活动受限处松动，生理运动为主，在生理运动的受限处做附属运动；或应用Ⅲ～Ⅳ级松动手法；还可以进行强烈而带有摆动的生理运动。

（三）疼痛而僵硬

特征：疼痛显著，伴僵硬。

治疗：在治疗关节活动度受限之前，先处理疼痛；随着疼痛的减轻，主动关节活动度可能会提高；如果疼痛的减轻不能改善僵硬，再选择其他关节活动度技术。

（四）僵硬而疼痛

特征：僵硬为主，伴疼痛。

治疗：生理运动和附属运动都可运用，处理僵硬的同时兼顾疼痛；处理僵硬为主，牵拉的量取决于疼痛反应。

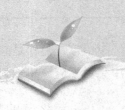

第六章
功能性运动贴扎技术

贴扎技术使用的运动机能贴起源于日本，它有一定的黏性和弹性。它从日本传到美国、韩国、荷兰、德国和其他很多国家。运动机能贴不仅颜色鲜艳多彩，更能起到稳定关节、预防损伤、缓解疼痛等功效，因此广受欢迎。

第一节　概述

运动机能贴是一种自身有黏性的棉质带状物，贴扎技术即应用运动机能贴进行治疗的技术。运动机能贴直接作用于皮肤表面，可分为有弹性和无弹性两种。运动机能贴的主要作用之一就是缓解疼痛。当疼痛减轻的时候，人能更好、更轻松地活动，活动的增加反过来会继续缓解疼痛，形成一个良性循环。疼痛是使用运动机能贴的主要原因之一，运动机能贴可以应用在身体任何疼痛部位。有很多种原因可能引发疼痛，如肌肉酸痛、肌肉损伤（挫伤或肌纤维撕裂）、肿胀（昆虫咬伤后）、关节僵硬或粘连性瘢痕。

贴扎技术能在因关节炎导致的关节改变的各个阶段提供帮助，还可以帮助恢复因疼痛受限的运动能力。例如，针对拇指鞍状关节骨性关节炎的情况，如果外展拇指的动作（抓握瓶子、打开罐头或绞干衣服）会引发疼痛，关节可以被运动机能贴控制在一个有针对性的姿势上。贴扎技术可以限制疼痛动作的产生，从而增加无痛活动。

关节退化：关节退化的患者通常会抱怨在一天工作结束后会出现疼痛。贴扎技术可以改善这个问题，它能帮助患者每天活动时在全关节范围改变力的方向。运动机能贴可以治疗肌肉失衡问题和改变关节的位置。对于膝关节疼痛的患者，在反复爬楼梯、坐站或蹲起时，膝盖更容易承受压力。运动机能贴可以通过调整大腿与小腿的关系来纠正旋转动作。所有受骨关节炎或其他炎症影响的关节和椎骨都可以使用贴扎技术处理。

肌肉紧张：使用运动机能贴，尤其是与运动相结合时，能使紧张的肌群在短时间内稍稍放松并提高灵活性。大腿后侧肌群（腘绳肌）紧张会增加损伤风险，尤其是在足球等运动中。肌肉紧张也可能是因为腰椎问题。锻炼虚弱的肌肉前使用运动机能贴会使锻炼更容易进行。例如，在前交叉韧带（ACL）重建术后锻炼大腿前侧的四块肌肉（股四头肌）。肌肉张力高和肌肉紧张通常还会合并神经源性疼痛，如坐骨神经痛。长条的运动机能贴可以跨越两个关节，起到缓解疼痛、放松肌肉的作用。

头痛：大多数人都经历过头痛。头痛有 14 种主要类型。一些头痛症状，如与姿势或脊柱原因有关的头痛，可能是长期不良姿势导致的。针对这种情况应用运动机能贴可以有效缓解头痛。

经期问题：使用过运动机能贴的女士反馈，在下腹部横向或纵向使用运动机能贴可以有效缓解经期疼痛。

肿胀：运动机能贴针对肿胀和擦伤也有很好的效果。例如，在足球比赛中小腿肚被踢到导致小腿肚肿胀（小腿挫伤）或足内翻扭伤后踝关节周围肿胀，以及胸部手术中淋巴结的移动导致术后上肢肿胀都可采取贴扎技术治疗。

感冒：如果你正经历一场感冒或鼻窦炎，运动机能贴也可以帮助你。夜晚，将运动机能贴应用于受影响部位有助于排出痰并能有效缓解鼻塞或因鼻炎引起的不适感，使我们更容易地进行深呼吸。

第二节　功能性运动贴扎基础技术

一、淤青（血肿）

（一）受伤后的理想急救（见图 6-1）

淤青（血肿）在开始的几天会非常疼痛，贴扎技术可以有效地减轻疼痛。你需要一个可以横向和纵向拉伸的运动机能贴（美国 KTTAPE 运动贴有一款十字贴剪开）。然而大多数运动机能贴可以向这两个方向拉伸。用一个方形的运动机能贴对角拉伸也可达到类似的效果。

1. 运动机能贴使用方法
数量：1 个或更多。
形状：I 型。
宽度：5cm。
拉力：相对较大。
保留：最多 3 天。
2. 说明
剪一块边长 5cm 的方形运动机能贴。如果你需要一个更大的方形，那么选择一个较宽的运动机

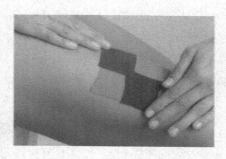
图 6-1 受伤后的理想急救

能贴，例如 7.5cm 宽的运动机能贴将会形成范围 7.5cm 的方形。撕开保护膜。

应用足够但不要过大的方形运动机能贴来覆盖挫伤部位。

（二）肌纤维撕裂导致的淤青（见图 6-2）

肌纤维撕裂需要专业的治疗。它常常引起一个纵向长条形的肿胀，应该用斜向的运动机能贴完全覆盖。在应用斜向运动机能贴之前，你应该应用 1 或 2 个淋巴运动机能贴。使用运动机能贴意味着疼痛会停止加重，加速受伤处愈合，减少肌肉瘢痕形成。

1. 运动机能贴使用方法

数量：8 条。

形状：I 型。

宽度：2.5cm 或 5cm。

拉力：相对较大。

保留：最多 3 天。

2. 说明

剪下几条长度为 7.5cm 或 10cm 的运动机能贴。如果你想要用宽度为 2.5cm 的运动机能贴，那么从中间纵向剪开。

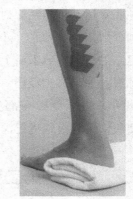

图 6-2 肌纤维撕裂导致的淤青

应用足够但不要过多的运动机能贴去覆盖整个淤青。

二、淋巴运动机能贴（见图 6-3）

淋巴运动机能贴是一种有效应用于淋巴系统的运动机能贴，经证实可减轻肿胀及肿胀引起的疼痛。不管什么原因引起的肿胀，无论是事故、手术或是胳膊或腿上的液体堵塞，都可应用淋巴运动机能贴。

1. 运动机能贴使用方法

数量：不定。

形状：爪形贴，3 个或 4 个分叉。

宽度：5cm。

拉力：无。

保留：需要的时间长，可以超过 7 天。

2. 说明

剪一条宽 5cm 的运动机能贴，纵向剪 2 或 3 次，但保留运动机能贴另一末端不剪；通过这种方法运动机能

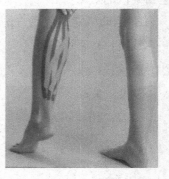

图 6-3 淋巴运动机能贴

贴有一个基底部和3或4个分叉。这个基底部总是应用在更接近心脏的淋巴结处。淋巴结位于腹股沟、膝盖后方、腋窝、臂弯（肘）和颈前方的三角处。应用这些分叉时不加拉力，稍微拱起越过肿胀的区域。

测量所需运动机能贴长度，从靠近关节内侧到肿胀处下面并将其剪断。例如小腿肿胀，测量从肿胀的起始处到膝盖后方的长度。然后纵向剪3次（或根据需要增加），这样就会有几条狭窄的分叉。

三、瘢痕

（一）新鲜瘢痕（见图6-4）

瘢痕也可以进行贴扎技术。虽然没有科学研究证实这一效果，也没有证据表明贴扎技术对形状不规则且较硬的瘢痕产生积极的影响，但很多瘢痕患者表示，由于使用了贴扎技术，瘢痕恢复得更好并且减少了粘连形成（或加重），皮肤依旧柔软。如果瘢痕处疼痛或肿胀可以先用一个淋巴运动机能贴。

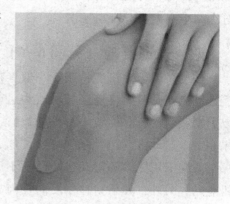

图6-4 新鲜瘢痕贴扎技术

1. 运动机能贴使用方法

数量：1。

形状：I型。

宽度：2.5cm。

拉力：无。

保留：最多7天。

2. 说明

舒适坐位，可以触及瘢痕。如果瘢痕在你的后背，让其他人帮忙进行贴扎技术。测量瘢痕的长度然后剪出等长的运动机能贴。将5cm宽的运动机能贴纵向剪一半。从运动机能贴中间撕开保护膜。

当你移动运动机能贴时应该谨慎小心。

（二）陈旧、增生瘢痕（见图6-5）

在恢复过程中，如果组织粘连在一起则皮肤移动非常困难。瘢痕周围区域引起活动受限，影响肌肉功能，导致撕裂性疼痛。按摩瘢痕可以帮助患者逐渐放松粘连区。一个简单的贴扎技术可以在想要的方向上持久稳定地牵拉瘢痕并有效帮助治疗。

1. 运动机能贴使用方法

数量：1。

形状：I 型。

宽度：2.5cm。

拉力：小到大。

保留：最多 7 天。

2. 说明

舒适坐位，可以触及瘢痕。如果瘢痕在你的后背，让其他人帮忙进行贴扎技术。剪下大约 10cm 长，宽度为 5cm 的运动机能贴，然后将其分为两半纵向剪开。

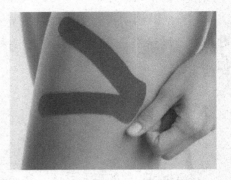

图 6-5 陈旧、增生瘢痕贴扎技术

四、普通疼痛（见图 6-6）

传统星型运动机能贴用于一般性疼痛。用星型运动机能贴覆盖疼痛区域。这些运动机能贴可以紧密或疏松、对称或不对称地放置。例如，如果在特定运动方向产生强烈疼痛，那么你应该在那个方向上用更多的运动机能贴而不用横向运动机能贴。另外，如果扭挫伤后向任何方向活动均不产生疼痛，那么星型运动机能贴应对称应用。为缓解疼痛，在应用星型运动机能贴前可使用一个淋巴运动机能贴。

1. 运动机能贴使用方法

数量：3 或 4。

形状：I 型。

宽度：2.5 或 5cm。

拉力：相对较大。

保留：最多 5 天。

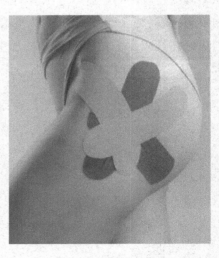

图 6-6 普通疼痛贴扎技术

2. 说明

坐位，保证自己能轻松地碰到疼痛处或让别人帮忙。测量所需长度，缩短测量长度的 1/4 再剪下。从中间撕开保护膜。

第三节　功能性运动贴扎术的应用

一、足部及小腿贴扎技术

（一）跟腱、小腿（见图 6-7）

跟腱是肌肉骨骼系统（运动系统）里突出的薄弱之处。解决跟腱问题的关键是找到病因并进行有效治疗。贴扎技术的目的仅是减轻跟腱疼痛，特别是跑步时与地面接触产生的尖锐疼痛。贴扎技术也可以预防和治疗小腿抽筋或缓解肌肉酸痛。

1. 运动机能贴使用方法

数量：2。

形状：I 型和 Y 型。

宽度：5cm。

拉力：相对较大。

保留：最多 7 天。

2. 提示

如果你足底疼痛，则可以使用一个从足跟到足横弓的 Y 型贴。

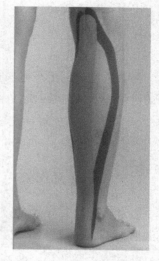

图 6-7　跟腱、小腿贴扎技术

3. 说明

坐位，膝盖稍弯曲。测量从足跟到膝盖后面所需长度。缩短所测长度的 1/4 并剪下。制作一个 Y 型贴，从一端纵向剪向另一端 5cm。

（二）足底（见图 6-8）

即使你的跟腱没有任何问题，足底有时也会感到疼痛和紧张（足底筋膜炎）。肌肉或筋膜常会出现剧烈疼痛。这些症状通常在你站了很长一段时间后出现。结缔组织的硬化也会刺激足跟引起疼痛。另外，疼痛如果与你的脚相关，比如外八字或平足，你可能需要矫形鞋垫，因为贴扎技术不足以纠正这些问题。

1. 第一个运动机能贴使用方法

数量：1 或 2。

形状：1 个 Y 型贴或 2 个 I 型贴。

宽度：5cm。

拉力：最小。

保留：最多 7 天。

2. 第二个运动机能贴使用方法

数量：2。

形状：I 型贴。

宽度：5cm。

拉力：相对较大。

保留：最多 7 天。

3. 说明

测量从足跟到足横弓的长度，剪下稍微短于 1/4 长度的
运动机能贴。制作一个 Y 型贴，从一端纵向剪向另一端

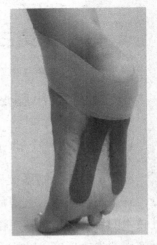

图 6-8　足底贴扎技术

5cm。如果你的脚比较长或疼痛剧烈，则剪下 2 条。第二个运动机能贴的长度是从小腿
外侧下面跨过内踝到足跟的长度再缩短 1/4。

（三）趾（见图 6-9）

通常扁平足会导致拇外翻（弯曲的大拇趾）形成。
提供良好支撑的鞋子，以及支撑足纵弓和横弓的鞋
垫，可以防止拇外翻。通常女性会出现蹋外翻，因为鞋
子太紧或鞋跟太高会导致这个问题。当你的脚承受压力
出现症状时就像站了很长一段时间，贴扎技术可以在短
期内帮助你缓解症状。

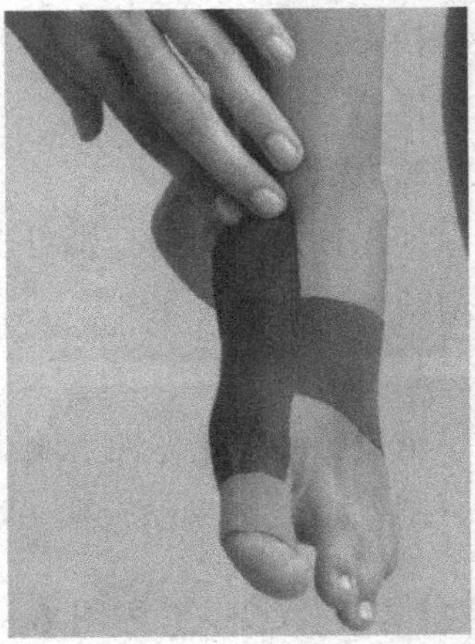

1. 运动机能贴使用方法

数量：3。

形状：I 型。

宽度：5cm。

拉力：相对较大。

保留：最多 7 天。

图 6-9　趾贴扎技术

2. 说明

坐在凳子上，越过另一个膝盖穿过受影响的脚测量三个运动机能贴所需长度。

- 运动机能贴 1：从足外侧穿过足背部，经过内侧到足底，到关节前的大拇趾。
- 运动机能贴 2：从足外侧，足横弓下到足内侧，继续到大拇趾内侧。
- 运动机能贴 3：从内踝前侧，越过足内侧到大拇趾内侧甲床。缩短每一个运动

机能贴测量长度的 1/4 然后剪下。

（四）足纵弓（见图 6-10）

支撑足纵弓，帮助平足弓。

八字足和平足是横纵足弓无力的标志。笔者强烈建议使用合适的矫形鞋垫来对抗八字足和扁平足的影响。在进行任何使你足部紧张的活动之前，你可以用贴扎技术来预防和减轻症状。但是，贴扎技术不能代替鞋垫。

1. 运动机能贴使用方法

数量：4。

形状：I 型。

宽度：5cm。

拉力：相对较大，甚至最大。

保留：最多 1 天。

2. 说明

把大拇趾放在凳子上。测量从外踝后面对角穿过前面到内踝的长度和它们到足底中间的长度。剪下所测长度的 1/4。第二个运动机能贴则需测量从足跟外侧，足跟下面到内踝，顺延到胫骨下 1/3 的长度。缩短所测长度的 1/3 然后剪下。

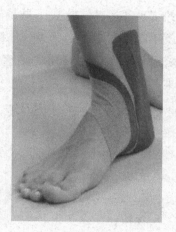

图 6-10 足纵弓贴扎技术

（五）足横弓（见图 6-11）

减轻与八字足有关的症状。

八字足通常与平足联合发生。足横弓不再像罗马弓一样，而是又低又平的。这可以引起足弓下皮肤麻木，也可以导致足部疼痛踇外翻（弯曲的大拇趾）。鞋垫对支撑足中部的骨头很重要。你可以用贴扎技术来支撑横弓，评估鞋垫的效果或在你足部受压的情况下预防疼痛。

1. 运动机能贴使用方法

数量：2。

形状：I 型。

宽度：5cm。

拉力：相对较大。

保留：最多 7 天。

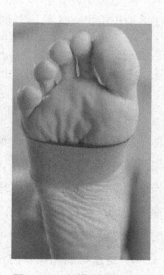

图 6-11 足横弓贴扎技术

2. 说明

将患足跟放在凳子上，或坐下将患足放在另一个膝盖上。测量从大拇趾上面、足下然后迂回到足上面的长度。将两个运动机能贴缩短测量长度的 1/4 然后剪下。

（六）胫骨后肌（见图 6-12）

减轻小腿或膝盖疼痛和扁平足症状。

胫骨后肌通常很弱但很少疼痛。它塑造了脚的纵向弓并将足部运动转化成下肢旋转。如果你是平足，胫骨后肌就不能正常工作。因此，小腿不能正常旋转，疼痛也会随之出现。你会在脚踝内侧感觉有一处手掌宽度的压痛区。推荐用特殊的鞋垫支撑足纵弓帮助训练胫骨后肌。

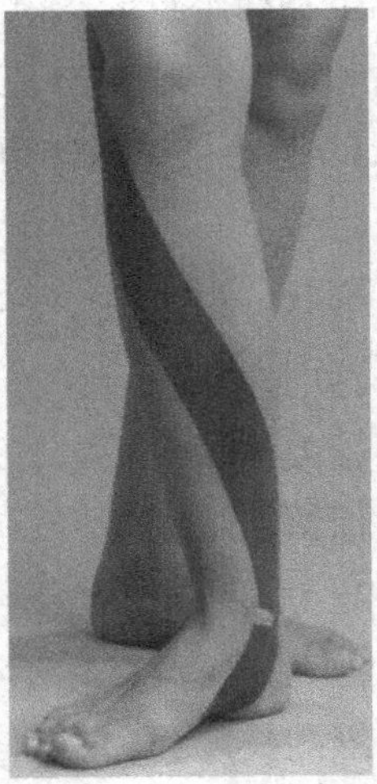

1. 运动机能贴使用方法

数量：1。

形状：I 型。

宽度：5cm。

拉力：相对较大。

保留：最多 7 天。

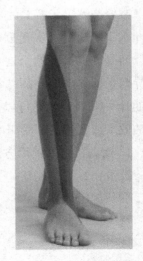

图 6-12　胫骨后肌贴扎技术

2. 说明

坐位，双腿微微分开，膝盖稍稍弯曲，脚外侧平放在地面上。测量从足底横弓水平，踝内侧后方，斜对角通过小腿到膝外侧的长度。缩短测量长度的 1/4 然后剪下。在运动机能贴 1/4 处撕开保护膜。

（七）胫骨前部（见图 6-13）

缓解胫骨前部肌肉酸痛。

胫骨前部肌肉有两个功能。第一，它把膝盖向前移动，这样我们就可以移动和走路了。第二，它抬起足部使我们不会被绊倒。贴扎技术需要对这两种功能进行处理。当你走路时肌肉会有节奏地和其他小腿、足部肌肉共同运动。在训练脚部肌肉时比训练小腿后部肌肉时运动机能贴的作用要小得多。

1. 运动机能贴使用方法

数量：1。

形状：I 型。

图 6-13　胫骨前部贴扎技术

宽度：5cm。

拉力：相对较大。

保留：最多7天。

2. 说明

坐位，双腿稍分开，膝盖稍弯曲。足外侧平放在地面上。测量从足底及内踝前方，对角穿过小腿到膝外侧的长度。缩短所测长度的1/4然后剪下。在运动机能贴1/4处撕开保护膜。

（八）踝（见图6-14）

在凹凸不平的街道和人行道上行走或者穿高跟鞋都可能导致踝扭伤，引起踝外侧疼痛。当踝扭伤时，你将会移动困难，从而不敢将任何重量放在脚上。踝关节扭伤的次数越多就越不稳定。这就是为什么在踝扭伤后要立刻进行贴扎技术。下面将会向你展示如何在受伤后的几周内保护自己。

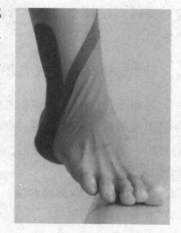

图6-14 踝贴扎技术

1. 运动机能贴使用方法

数量：3或4。

形状：Ⅰ型。

宽度：5cm。

拉力：相对较大。

保留：最多4天。

2. 说明

坐位，然后放好酸痛的脚，尽量避免任何疼痛的拉伸。测量从胫骨下内侧，斜对角穿过踝部到踝外侧和前面，穿过大部分疼痛区域到足外侧底部所需运动机能贴的长度。缩短所测长度的1/4然后剪下。

（九）踝韧带或高踝扭伤（见图6-15）

踝上方持续性疼痛可能提示一种联合性损伤。踝联合韧带是小腿腓骨和胫骨之间的骨间韧带。在你受伤后，如在跳跃后着地，在踝上两个骨头间如果有持续性疼痛则可能提示联合病变的产生，常常很难恢复。受伤后应立即就医。踝关节需要用石膏或运动机能贴固定。不应将任何重量放在脚上。

1. 运动机能贴使用方法

数量：5。

形状：I 型。

宽度：5cm。

拉力：相对较大。

保留：最多 10 天。

2. 说明

测量从胫骨内侧水平穿过小腿外侧所需运动机能贴的长度。缩短稍长于所测长度的 1/4，然后剪出 3 条。还需要测量从胫骨后面斜对角穿过踝，从足外侧、足下面，向上到踝内侧、后斜对角穿过踝到小腿后部一圈所需运动机能贴长度。缩短所测长度的 1/4，然后剪出 2 条。

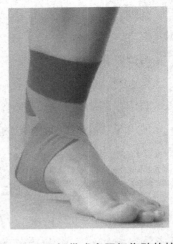

图 6-15 踝韧带或高踝扭伤贴扎技术

（十）小腿肌肉（见图 6-16）

外侧小腿肌肉，从膝盖外侧向下到脚踝后方的小腿肌肉，通常需要特殊训练。这些肌肉帮助我们正常走路。在踝扭伤后这些肌肉快速萎缩，这就是人们反复扭伤脚踝的原因。功能锻炼是必要的，理想情况是在受伤后尽早开始锻炼。贴扎技术可以帮助训练。

1. 运动机能贴使用方法

数量：1。

形状：I 型。

宽度：5cm。

拉力：相对较大。

保留：最多 7 天。

2. 说明

将足外侧缘向外向上翘起并保持在这个位置上。测量从足底外侧，围绕踝后方但在跟腱前方垂直向上到小腿所需运动机能贴的长度。如果你想与胫骨后肌运动机能贴相结合，那么测量正向上到膝外侧。如果你想与膝内旋运动机能贴相结合，那么测量对角向上沿着小腿到膝后方内侧。缩短测量长度的 1/4 然后剪下。在 1/3 处撕开保护膜。

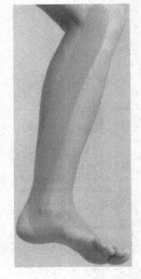

图 6-16 小腿肌肉贴扎技术

二、膝关节、大腿、骨盆贴扎技术

（一）内收肌群（见图 6-17）

在发生俯冲、站立和奔跑时，腹股沟会出现不适，尤其是大腿内侧肌群（内收肌群）。你首先需要弄清楚导致这个问题的原因；如果问题持续存在，那就交由专业人员处理。腹股沟不适通常是骨盆扭曲或腰椎问题引发疼痛。内收肌通常在做运动时是紧张的。运动机能贴是这类损伤后的必要措施。

1. 运动机能贴使用方法

数量：2。

形状：I 型。

宽度：5cm。

拉力：相对较大。

保留：最多 7 天。

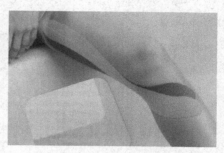

图 6-17　内收肌群贴扎技术

2. 说明

坐在凳子上，双脚轻微分开，双膝稍弯曲。测量从上段胫骨前面，顺着膝内侧到腹股沟所需运动机能贴长度。缩短测量长度的 1/4，然后剪出 2 条。

（二）臀部肌肉（见图 6-18）

臀肌通常很弱。贴扎技术可以让你无痛训练臀肌，通常和其他运动机能贴相结合（臀肌疼痛是由腰椎问题或神经刺激引起的，例如，坐骨神经痛应联合其他运动机能贴适时治疗）。臀肌贴扎技术需要很小的拉力，否则你将很难坐下，即使坐下也会感到非常不适。

1. 运动机能贴使用方法

数量：4。

形状：I 型。

宽度：5cm。

拉力：最小。

保留：最多 7 天。

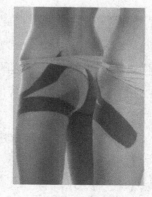

2. 说明

站位，膝盖伸直，足部轻微向外旋转。另一只膝盖稍弯曲放在凳子或台阶上。测量从大腿内前侧（缝匠肌区

图 6-18　臀部肌肉贴扎技术

域）越过髋骨外侧，斜对角穿过臀部到骶骨所需运动机能贴的长度。缩短所测长度的
1/8 然后剪下。另一条运动机能贴的测量长度无须到达骶骨，只须到达坐骨，缩短所测
长度的 1/4 然后剪下。

（三）屈髋肌（见图 6-19）

当髋部肌群无力或短缩引起疼痛时适用。

髋部肌无力群迟早会导致髋部疼痛。肌肉无力或短缩会
导致不适，或者会失去力量或长度，进而出现髋部磨损，引
起髋部缺陷、腰椎问题、骨盆旋转或腿对齐问题（膝内外
翻）。屈髋运动机能贴可以辅助治疗，也可用于髋关节手
术后。

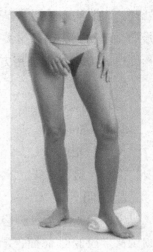

1. 运动机能贴使用方法

数量：1 或 2。

形状：I 型。

宽度：5cm。

拉力：小到大。

保留：最多 7 天。

图 6-19　屈髋肌贴扎技术

2. 说明

站立位，髋膝关节稍屈曲。将毛巾卷放在需要贴扎技术的脚跟下（当站在贴扎技
术位置时大腿向外侧用力）。另一只脚后退一小步。测量从腰部斜对角向下经下腹
部，到腹股沟和大腿内侧所需运动机能贴的长度。缩短稍多于测量长度 1/4 的运动机
能贴然后剪下。

（四）髋关节（见图 6-20）

髋部疼痛常常发生在腹股沟或髋部外侧，可以是不同原因引起的。在工作或做运
动时给髋部施加过大的压力，最终会对髋关节造成伤害。软骨缺损或磨损（骨关节炎）
同样可以导致髋痛。持续的疼痛应该立即就医，因为疝气或骨盆疾病需要立即治疗。
骨盆扭转或腰椎问题等其他一些引发髋部疼痛的原因通常更无害，但它们同样需要
治疗。

1. 运动机能贴使用方法

数量：3。

形状：I 型。

宽度：5cm。

拉力：相对较大。

保留：最多 7 天。

2. 说明

站在镜子前。你围绕外侧髋骨测量 3 条运动机能贴长度。

- 运动机能贴 1：从髋骨到大腿前面。
- 运动机能贴 2：斜对角经运动机能贴 1 从坐骨到大腿前面。
- 运动机能贴 3：从髂嵴最高处垂直向大腿外侧。

缩短每个运动机能贴测量长度的 1/4，然后剪下。从 3 条运动机能贴中间撕开保护膜。

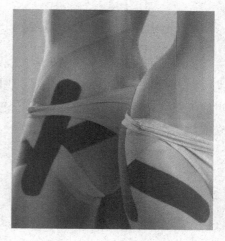

图 6-20　髋关节贴扎技术

（五）坐骨神经（见图 6-21）

当坐骨神经困扰你时可用。

腿上的疼痛可以由坐骨神经引起，比如说椎间盘突出、椎管狭窄、骨盆扭转或臀肌压迫神经。如果已知是这些原因引起的疼痛，那么可以进行治疗。神经贴扎技术在辅助治疗上非常成功。使用坐骨神经运动机能贴应由他人协助完成。

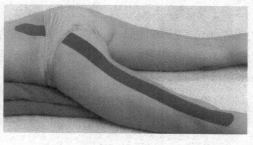

图 6-21　坐骨神经贴扎技术

1. 运动机能贴使用方法

数量：1。

形状：I 型。

宽度：5cm。

拉力：相对较大。

保留：最多 7 天。

2. 说明

俯卧位，在胃部垫一两个垫子或枕头，将疼痛的腿侧移。然后请他人测量从下腰椎，斜穿过臀部，向下到大腿后方再到膝盖后方所需要运动机能贴的长度。缩短测量长度 1/4 的运动机能贴然后剪下。

（六）腘绳肌（见图 6-22）

大腿后面的内侧和外侧肌肉，腘绳肌或股后肌群，在非接触性运动中最容易受伤。这些损伤可能反复发生。一方面，肌肉可能太紧张（特别是外侧肌群）；另一方面肌肉可能太弱（特别是内侧肌群）。腘绳肌紧张常常伴有后背疼痛。贴扎技术可以帮助牵伸腘绳肌，迅速缓解症状。

1. 运动机能贴使用方法

数量：1 或 2。

形状：I 型。

宽度：5cm。

拉力：相对较大。

保留：最多 7 天。

2. 说明

坐在凳子边缘。双腿稍分开，膝盖稍弯曲。当你保持这个姿势的时候确保大腿后方不会感觉到任何疼痛。测量从大腿后方下的坐骨到膝盖后方然后到腿外侧边缘膝下的腓骨头，再到胫骨前方所需运动机能贴的长度。缩短测量长度的 1/4，然后剪出 2 条。

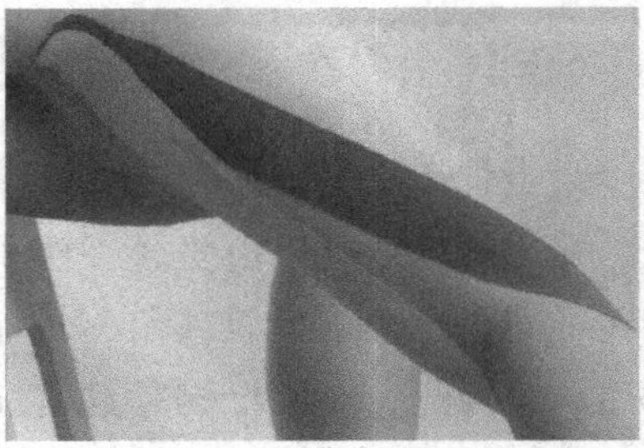

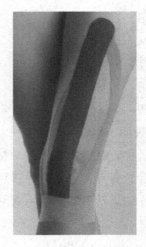

图 6-22　腘绳肌贴扎技术

（七）膝关节

1. 膝屈曲（见图 6-23）

膝关节是一个复杂的关节。它有两个十字韧带和两个半月板。膝关节最重要的运动是伸展。伸展允许我们站立和行走，但屈曲常常导致受伤。无论是关节诊断或是关节损伤，贴扎技术都可以帮助你更容易、轻松地屈膝。为了找到最适合自己的方案，你通常需要进行一些试验。

运动机能贴使用方法：

数量：2 或 3。

形状：3 个 I 型，或 1 个 I 型和 1 个 Y 型。

宽度：5cm。

拉力：相对较大。

图 6-23　膝关节（屈曲）贴扎技术

保留：最多 7 天。

说明：

坐在凳子上膝盖稍弯曲。膝盖在这个位置上不会产生疼痛。测量从大腿前面上半部到小腿上半部所需运动机能贴的长度。缩短近测量长度 1/4 的运动机能贴，然后剪出 2 或 3 条。如果你的大腿肌肉非常发达，那么将需要 3 条运动机能贴，否则仅用 2 条。如果仅用 2 条，那么将其中一条的一端从中间纵向剪开到另一端，自制一个 Y 型贴。

2. 膝伸展（见图 6-24）

膝伸展可以在磨损、缺损或十字韧带修复后受限。出现伸展受限是比较正常的，但不应出现疼痛。在改善活动度方面需要耐心。你会为取得的一点进步而高兴。各种各样的治疗方法和技巧都可以使用，包括贴扎技术。膝伸展贴扎技术的应用几乎与腘绳肌运动机能贴相同，但有两处较大区别：起始位置在膝关节和运动机能贴应用越过膝关节。

运动机能贴使用方法：

数量：2。

形状：I 型。

宽度：5cm。

拉力：相对较大。

保留：最多 7 天。

说明：

坐在凳子边缘，确保大腿后方没有任何疼痛。脚跟外侧向外转并平放在地面上。测量从大腿顶部的坐骨，向下到膝后方，再到位于膝外侧下方的腓骨头，最终到胫骨前方所需运动机能贴的长度。缩短测量长度的 1/4，然后剪出 2 条。

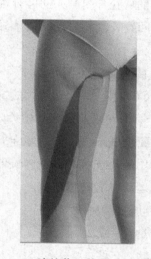

图 6-24 膝关节（伸展）贴扎技术

3. 膝外旋（见图 6-25）

小腿和足的旋转发生在膝内。在大腿下膝内胫骨旋转。在向外旋转时膝关节很少受限。通常女性会出现膝关节活动过大。贴扎技术对治疗内旋疼痛、急性疼痛非常有效，并且可以限制活动。

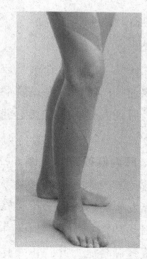

图 6-25 膝关节（外旋）贴扎技术

运动机能贴使用方法：

数量：1 或 2。

形状：I 型。

宽度：5cm。

拉力：相对较大。

保留：最多 7 天。

说明：

测量从胫骨内侧，向膝外侧，斜向上经过膝后方到大腿内侧并且越过大腿，在大腿中间回到外侧所需运动机能贴的长度。缩短测量长度的 1/4 然后剪下。从中间撕开保护膜。

4. 膝内旋（见图 6-26）

膝的问题经常与膝部内旋减少有关。这可以与磨损（骨关节炎）等膝盖相关问题联系在一起。另外，大腿也展示出过多的外旋。

使用贴扎技术对促进内旋非常有用，并且容易与其他运动机能贴相结合。

运动机能贴使用方法：

数量：1 或 2。

形状：I 型。

宽度：5cm。

拉力：相对较大。

保留：最多 7 天。

说明：

坐在凳子上，足外旋平放在地面上。测量从小

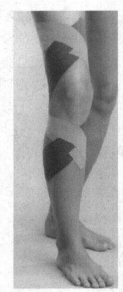

图 6-26 膝关节（内旋）贴扎技术

腿外侧到膝内侧，斜穿过膝后方指向外侧向上到大腿，最后到大腿内侧（接近缝匠肌）所需运动机能贴的长度。缩短测量长度的 1/4，然后剪下。

5. 膝内侧韧带（见图 6-27）

膝关节内侧韧带（和关节囊）容易过度伸展或拉伸，这随时随地都可能发生。受伤可能发生突然，但治疗和修复需要更长的时间，在疼痛完全消失前需要几周或几个月，因此贴扎技术是一个好措施。内侧韧带需要保护防止拉伸。贴扎技术促进膝内旋，减轻韧带压力并防止外旋。

运动机能贴使用方法：

数量：2。

形状：I 型。

宽度：5cm。

拉力：相对较大。

保留：最多 7 天。

说明：

坐在凳子上，膝稍分开，患腿稍屈曲。脚外旋平放在地面上。测量从大腿内侧到膝内侧，继续向下到膝下到小腿外侧所需运动机能贴的长度。缩短测量长度的 1/4，然后剪下。

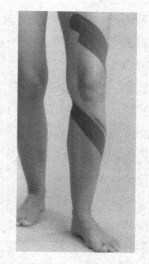

图 6-27 膝内侧韧带贴扎技术

（八）大腿外侧（见图 6-28）

大腿外侧肌群可能非常紧张，在检查和触诊时常常有多个痛点，你可以简单应用磁性贴膏或交叉贴的方法处理这些痛点。骨盆肌群紧张或无力可以导致这些肌肉紧张和短缩，进而导致髋部和膝部产生疼痛。大腿外侧紧张对耐力型运动员影响显著。推荐进行大腿外侧肌肉牵伸训练，借助贴扎技术可以使训练更加简单有效。

1. 运动机能贴使用方法

数量：1 或 2。

形状：I 型。

宽度：5cm。

拉力：相对较大。

保留：最多 7 天。

2. 说明

坐在凳子上，双脚稍分开，膝盖轻微屈曲。脚外旋平放在地面上。测量从外侧髋骨沿着向下到膝外侧边缘再到胫骨前面的长度，缩短测量长度的 1/4，然后剪下运动机能贴。如果必要，先用磁性贴膏或交叉贴处理大腿最疼痛的部分。

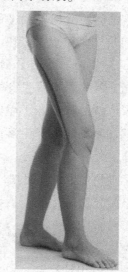

图 6-28 大腿外侧贴扎技术

（九）髌骨

1. 髌骨上方（见图 6-29）

膝盖疼痛常常是肌肉失衡潜伏发展的一个标志。一些肌肉趋于紧张，其他一些肌肉趋于软弱，这是因为肌肉的运用不足、失用或不再使用。如果移动膝盖产生疼痛，那么将需要专项治疗。这种贴扎技术适用于膝盖向上移动时产生的疼痛。

运动机能贴使用方法：

数量：3。

形状：3条I型，或者2条I型和1条Y型。

宽度：5cm。

拉力：相对较大。

保留：最多7天。

说明：

检查导致膝盖疼痛的弯曲角度。坐在凳子上，屈膝，指出开始感觉疼痛的角度，足跟外旋放

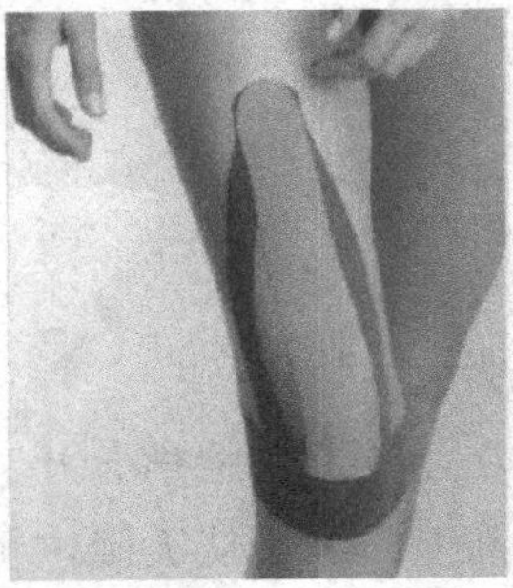

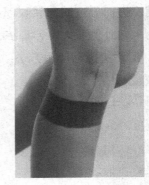

图6-29 髌骨（上方）贴扎技术

在地板上。测量出从大腿前面上半部分中心处到膝盖末端所需运动机能贴的长度。缩短2条运动机能贴测量长度的1/4，然后剪下，如果你的大腿较粗，则剪出3条。如果不剪3条，则将其中一条运动机能贴从一头剪到另一头接近末端的位置，创造出一个Y型运动机能贴。

2. 髌骨底部（见图6-30）

膝关节提供了髋关节与踝关节之间的连接。下肢远端的问题（譬如扁平足、八字足）或者下肢近端的问题（譬如髋关节和骨盆肌肉问题）会首先体现在膝关节上。外伤会损伤膝关节以及髌骨的软骨，做完外科手术后患者的髌骨可能会处于不正确的位置或者髌韧带处于超负荷运作状态。如果髌骨往下移动困难或者产生疼痛，那么运动机能贴布对你来说就是非常有效的。

图6-30 髌骨（底部）贴扎技术

运动机能贴使用方法：

数量：2。

形状：I型。

宽度：5cm。

拉力：相对较大。

保留：最多7天。

说明：

做蹲起动作，弯曲膝关节并检查膝关节受损伤的角度。然后坐在凳子上，像做下蹲动作一样弯曲膝关节直到疼痛，在这个过程中，你的足跟需要放松并且向外滑动。

从髌韧带到髌骨上缘测量长度，按所测量长度的 1/4 裁剪运动机能贴 1；测量膝关节下方的下肢长度，同样按所测长度的 1/4 裁剪运动机能贴 2。

3. 髌骨内侧（见图 6-31）

髌骨活动度大，应用运动机能贴并不意味着能够限制它的运动。但是其主要目标是通过改变肌肉的牵拉方向来改善髌骨的运动轨迹并且减少疼痛。这需要一名非常有经验的治疗师来完成。运动机能贴对于髌骨内侧、内上侧、内下侧活动所产生的疼痛是非常有效的。

运动机能贴使用方法：

数量：2。

形状：I 型。

宽度：5cm。

拉力：相对较大。

保留：最多 7 天。

说明：

患者取站立位，检查患者膝关节内侧疼痛的角度。然后坐在凳子上，屈曲膝关节直到感觉疼痛的角度。脚放松地放于地上，足跟向外滑动。对角线测量髌骨外侧最低点到大腿内侧的距离。取测量长度的 1/4 裁剪一到两块运动机能贴。

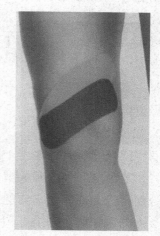

图 6-31 髌骨（内侧）贴扎技术

4. 髌骨外侧（见图 6-32）

这种贴法适合当你绷紧股四头肌出现髌骨外移时。作为治疗师应该已经确定，这种移动是没有必要的。如果这种不合适的移动导致了疼痛，并且你又不能抓住问题所在，那么下面的贴法可能会有所帮助。

运动机能贴使用方法：

数量：2。

形状：I 型。

宽度：5cm。

拉力：相对较大。

保留：最多 7 天。

说明：

站立时检查你在屈膝位时会产生疼痛的角度。坐在椅子上找到弯曲膝盖时疼痛的角度。足跟着地，然后向外侧旋转。测量从髌骨外上

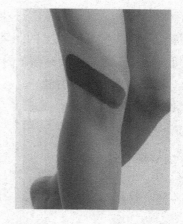

图 6-32 髌骨（外侧）贴扎技术

方到髌骨内下方边缘的长度。取所量长度的1/4，剪一条或两条运动机能贴。

（十）股四头肌（见图6-33）

大腿前方的股四头肌可能有一系列问题。一部分是绷紧的，另一部分可能会比较弱或者不怎么动，并且能够导致关节的疼痛。挫伤或者肌肉拉伤会导致肌肉本身的损伤或疼痛。本节对训练损伤或者薄弱肌肉非常实用。

1. 运动机能贴使用方法

数量：2或3。

形状：3条I型，或1条I型和1条Y型。

宽度：5cm。

拉力：少量。

保留：最多7天。

2. 说明

双腿微分开，放松地坐于凳子上，膝关节自然弯曲，在这个角度你的膝关节不会有损伤。从大腿前中部到小腿上部测量需要的运动机能贴长度，按所测长度的1/8剪2~3条运动机能贴。如果你的大腿非常强壮，那就需要3条，否则2条就足够。如果用2条，把其中一条纵向从一端剪到另一端，形成一个Y型。

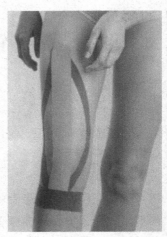

图6-33 股四头肌贴扎技术

（十一）缝匠肌（见图6-34）

缝匠肌从髋关节向下经过大腿内侧再向下到膝盖，功能是使臀部屈曲和外旋，膝关节屈曲与内旋。这块肌肉是骨盆与膝盖的一个重要连接。你将为运动机能贴的效果感到吃惊，尤其是与其他种类的运动机能贴一起使用时。此运动机能贴在长时间运动时给予的支持是最理想的。

1. 运动机能贴使用方法

数量：1。

形状：I型。

宽度：5cm。

拉力：小到大。

保留：最多7天。

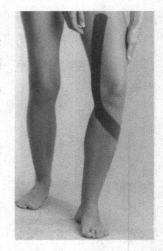

图6-34 缝匠肌贴扎技术

2. 说明

坐在凳子上双膝轻轻分开且弯屈，足跟向外翻转并贴在地上。测量从腓肠肌外侧到膝盖内侧斜向上经过大腿内侧凹陷处（内收肌与股四头肌之间）需要的运动机能贴长度，在15cm处结束，不能超过腹股沟。将运动机能贴缩短到测量长度的1/4，然后剪断。沿着运动机能贴1/3处撕开保护膜。

三、胸部、腹部贴扎技术

（一）腹部

1. 腹直肌（见图6-35）

腹直肌作为最表层的腹部肌肉，从胸部一直延伸到耻骨。在物理治疗中，当治疗背部疼痛时它们不那么重要。其实，太多的腹直肌训练会加重背痛。这种疼痛会发生在训练中做不平稳的动作时。运动机能贴在这种情况下十分有效。

运动机能贴使用方法：

数量：2。

形状：I 型。

宽度：5cm。

拉力：少量。

保留：最多7天。

说明：

你需要骨盆正直地坐在板凳上，使脊柱自然
伸展，测量从胸骨到耻骨或者会阴之上所需的运

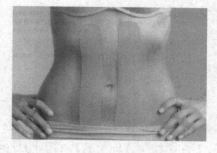

图6-35 腹直肌贴扎技术

动机能贴长度。将两段运动机能贴缩短到所量长度的1/8，然后剪断。

2. 腹斜肌（见图6-36）

表层和内层的斜肌位于腹肌下面，健身者
的这些肌肉通常十分发达。但大部分腰椎疾病
患者的腹肌很弱，因此，他们在伸展或旋转身
体时会造成腰背痛，尤其是当他们快速运动
时，例如打网球或刷天花板。腹斜肌的扭伤通
常很少，一旦发生就必须使用运动机能贴。

运动机能贴使用方法：

数量：2。

形状：1型。

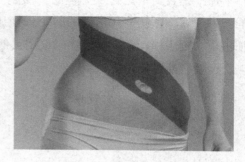

图6-36 腹斜肌贴扎技术

宽度：5cm。

拉力：少量。

保留：最多 7 天。

说明：

坐在板凳上，伸展和转动你的躯干到达出现疼痛的位置，测量从骨盆的一侧开始斜线跨过腹部到达身体另一侧胸部的边上所需运动机能贴的长度，将运动机能贴缩短到测量长度的 1/8，再剪断。那些习惯用右手的人，通常是从身体左侧下部贴到右侧上部，习惯左手的人则反之。

3. 上腹（见图 6-37）

出现上腹的持续性疼痛，医生却未能检查出疾病时，可以通过很多方法缓解胃、肝脏、胆囊等位置的不适感。例如改变饮食习惯，做有规律的放松训练，还有胸椎下部分的治疗等都会有所帮助，甚至简单的几条运动机能贴也能够减轻症状。

运动机能贴使用方法：

数量：2。

形状：I 型。

宽度：5cm。

拉力：相对较大。

保留：最多 7 天。

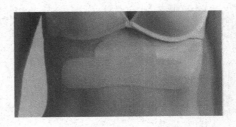

图 6-37　上腹贴扎技术

说明：

骨盆正立位坐在板凳上（挺直后背），胸部也是正直位置（挺胸）。测量从前胸胸骨下方中线位置向上到左右侧肋骨的长度。缩短 2 条运动机能贴测量长度的 1/8，再剪断。从中间把保护膜撕开。

4. 下腹（见图 6-38）

痛经是较为常见的"无害的"腹痛。与吃止痛药相比，运动机能贴能够缓解持续的绞痛。在你预测症状出现的前一天使用运动机能贴。如果在使用运动机能贴后症状加重，立刻去掉，在下次疼痛时使用其他运动机能贴。

运动机能贴使用方法：

数量：1 或 2。

形状：I 型。

宽度：5cm。

拉力：少量。

保留：保留到不再疼痛为止。

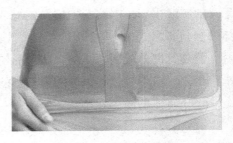

图 6-38　下腹贴扎技术

说明：

坐在板凳上骨盆正直（背部挺直）胸部直立位（挺胸）。剪一个竖直方向的运动机能贴，大约 7.5cm 长。测量从肚脐下到髂前上棘之间的长度，缩短为测量的 1/8，然后剪断，这就是水平运动机能贴。从中间撕开保护膜。

(二) 胸椎（见图 6-39）

精神压力、驼背、缺乏自信、胸部大等很多原因使胸椎开始变得弯曲然后僵直，并且经常疼痛。身体和精神的放松训练是最基本的。运动机能贴是一个简单的协助，同时可以无意识地训练竖脊肌。

1. 运动机能贴使用方法

数量：3。

形状：I 型。

宽度：5cm。

拉力：相对较大。

保留：最多 7 天。

2. 说明

坐在板凳上使骨盆处于正直位（后背挺直），胸部挺直。僵硬的脊椎在这个姿势最明显。或者，跪地（手或肘和膝盖触地，臀部靠近脚跟），此时胸椎延伸到最大，接近地面。剪 3 条运动机能贴，它们应该是 10~15cm 长，取决于你有多高或后背有多长。从每条运动机能贴的中部撕开。

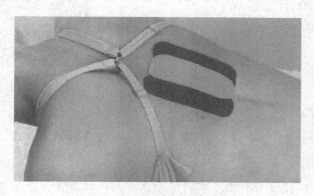

图 6-39　胸椎贴扎技术

(三) 骶骨（见图 6-40）

骶骨的名字起源于拉丁语中"sacred"，即"神的"，指的是脊柱底部的三角形骨头。有无数神经根在骨盆中骶骨前侧，似乎将物理力量作用于骶骨可以直接积极地影响自主和非自主神经系统。运动机能贴对于解决骶骨附近的问题是一个好办法（例如腰背骨盆疼痛、便秘、痛经和内部的紧张）。

1. 运动机能贴使用方法

数量：1 或 2。

形状：2 条 I 型或 1 条 Y 型。

宽度：2.5~5cm。

拉力：少量。

保留：最多 7 天。

2. 说明

坐在板凳上，请你的协助者从臀部凹陷稍上到髂前上棘测量运动机能贴需要的长度。把运动机能贴缩短到测量的 1/8，剪断。

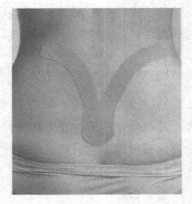

图 6-40 骶骨贴扎技术

（四）腰椎

1. 当向前弯腰的时候腰椎疼（见图 6-41）

有 80% 的人在一生中最起码有一次出现下腰部疼痛。运动机能贴能够减轻疼痛，并且改善活动范围，但是运动机能贴并不能替代必要的临床治疗。如果不是坐骨神经痛，当你弯腰感到疼痛时运动机能贴就可以帮助你。

运动机能贴使用方法：

数量：3。

形状：I 型。

宽度：5cm。

拉力：相对较大。

保留：最多 7 天。

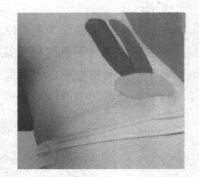

图 6-41 腰椎（向前弯腰）贴扎技术

说明：

站在桌子旁，轻轻往下弯腰，然后用双手将身体撑起来。需要测量从骶骨中央到脊柱突起最高处的长度，按所测量长度的 1/4 裁剪 2 条运动机能贴。

2. 腰椎伸展的时候疼痛（见图 6-42）

如果向后伸展比向前弯腰疼痛严重而且位置一样，那么 L3 就是疼痛点。这是一种非常常见的疼痛模式，运动机能贴配合治疗师，使你的背部伸展训练更好地发挥作用。

运动机能贴使用方法：

数量：3。

形状：I型。

宽度：5cm。

拉力：相对较大。

保留：最多7天。

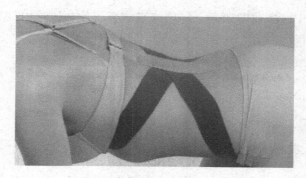

图6-42　腰椎（伸展）贴扎技术

说明：

四点跪位，尽你最大能力伸展背部，让你的身体指向下方。尽量长时间地保持这个姿势，然后慢慢地将骨盆移向足跟方向，直到你感觉到疼痛的位置或者区域。从疼痛部位到前方肋骨位置测量运动机能贴长度，然后缩短测量长度的1/4并剪下。将中间的保护膜撕掉。

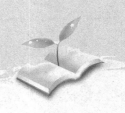

第七章
针灸—推拿技术

近年来，随着中医事业的振兴，针灸推拿学与现代化医疗科技交叉渗透，得到了迅速发展，并走向世界，为人类健康事业作出了贡献。

第一节　概述

一、针灸基本概念

针灸学主要包括针灸理论、针灸技术和针灸临床应用。针灸理论包括经络和腧穴。学习经络必须重点掌握经络的概念、经络系统的组成、经脉的循行规律及分布特点。俗话说："学医不知经络，开口动手便错。"腧穴部分要掌握腧穴的概念、主治特点，熟记常用穴尤其是特定穴的定位、主治及临床应用，训练自己准确取穴定位的能力及操作。腧穴的定位要善于在自己或他人身上摸穴而记忆，切记只背而不实际操作。腧穴的主治要善于总结、分析和归纳。

针灸技术主要包括刺法和灸法，它是操作性很强的技能。在掌握基本知识的同时，要以操作练习为主。刺法练习首先是指力练习。指力就是持针之手的力量，指力的产生是手部小肌肉群的力量和协调能力综合作用的结果，因此，只有经过长期不懈的训练才能达到要求，这是操作针具、施行手法的基本功。在有一定指力之后，才能练习各种进针法和针刺手法。进针和手法操作与疗效密切相关，要认真训练，要善于在自己身上练习和体会。诸如无痛进针法、行针得气、针刺补泻、气至病所等，都只有通过严格的训练才能掌握。

针灸临床应用是上述知识和技能的综合运用，是根据阴阳、脏腑、经络理论，运用"四诊"诊察疾病以获取病情资料，在此基础上进行相应的辨证、处方，依方施术，或针或灸，或针灸并用，从而达到治愈各种疾病的目的。由于针灸临床部分是阐述运用针灸治疗疾病的具体内容，要重视在实践中学习，做到早临床、多临床、反复临床，在见习、实习课中多动手、勤思考，只有这样才能掌握针灸临床知识与技能。

二、推拿基本概念

（一）推拿和推拿手法

有关推拿的概念，人们有不同的认识：推拿是指在人体一定部位上，运用各种手法和进行特定的肢体活动来防治疾病的一种方法；推拿是医者视病情施用手法治疗的一门中医学科；推拿是在人体体表上运用各种手法以及某些特定的肢体活动来防治疾病的中医外治法。综上所述，推拿是以中医理论为指导，运用推拿手法或借助推拿工具，作用于人体体表的特定部位或穴位来防治疾病的一种中医外治疗法。

"手法"，即处事方法，含有技巧、功夫之意，是医者经过长期训练，以医疗为目的，用手在施术部位所进行的一种具有规范操作技巧，并带有流派与个人风格的操作方法。所谓推拿手法，是指施术者用手或肢体其他部位，按照一定的操作要求和动作技法，作用于受术者身体，从而达到治疗或保健目的的手法。推拿手法是推拿医学防治疾病的主要手段，是推拿治疗学的核心医疗技术。

（二）推拿学和推拿手法学

推拿学是指在中医和现代科学理论的指导下，研究推拿治疗疾病的作用原理、操作规律、治疗方法及适用范围并以"推拿手法"作为防治疾病手段的一门中医临床学科。而推拿手法学是研究推拿手法的流派、特点、操作技巧、作用机制及应用规律的一门学科，是在治疗上极具特色的医学体系，是推拿技术的基础课程，是中医推拿学的重要组成部分。但是要学好推拿必须练好功法，所以在推拿中，练功是前提，手法是基础和手段，目的是防治疾病和保健。

第二节　针灸—推拿技术诊断方法

一、头颈部诊断

（一）头面部诊断

1. 望诊

头面部望诊主要观察神色和头面部的形态变化。头为诸阳之会，精明之府，内藏脑髓，与脏腑气血关系密切。因此，通过头面部望诊可了解机体内部的变化。

（1）望神色：神是人体生命活动的总称，是对人体生命现象的高度概括。神具体表现于人的目光、色泽（以面部为主）、神情、体态诸方面。通过望神，可知精气盛衰，病情轻重，预后善恶。望色，主要是望面部的颜色和光泽。面部的色泽，是脏腑气血的外荣。察面部的色泽，对诊断疾病的轻重和推断病势的进退有重要意义。例如创伤患者，通过观察患者面部表情，可初步推知病情之轻重：轻伤者神志清楚，言语如常；重伤者面色苍白，表情淡漠或意识昏迷。

（2）望形态：主要观察头面部的形状、对称性、大小和有无异常活动。例如额骨及颞骨双侧凸出，顶部扁平，呈方形，多见于佝偻病患儿。一侧面部表情肌瘫痪，患侧额纹消失，眼不能闭合，鼻唇沟变浅，口角下垂，多为面神经麻痹。中枢性面瘫主要表现为颜面下半部瘫痪。头部不自主震颤，可见于震颤麻痹。

外伤患者应注意鼻部有无血肿及瘀斑，鼻骨是否喝斜或塌陷，呼吸道是否堵塞（鼻骨骨折时，局部压痛明显，可触到下陷鼻骨），两眼有无充血，眶周有无瘀斑及肿胀，视物是否清楚，瞳孔有无扩大、缩小或变形，两侧是否对称，对光反射是否存在。耳漏、鼻漏或咽喉血肿常提示有颅底骨骨折发生。下颌关节脱位的患者，口呈半开状，咬合困难。

2. 触诊

诊断者用手触摸患者体表的一定部位，分辨其寒、温、润、燥、肿胀、疼痛，并观察患者对按压的反应。

（1）婴儿囟门诊断：两手掌分别放在左右颞部，拇指按在额部，用中指和示指诊断囟门。正常前囟门可触及与脉搏一致的跳动，囟门与颅骨平齐，稍有紧张感。例如前囟隆起，除在小儿哭叫时出现，多见于高热、颅内出血等颅内压增高的疾病。前囟门应在婴儿出生后 12~18 个月闭合，迟闭见于佝偻病等。前囟凹陷多见于吐泻后津液大伤的患儿。

（2）张口度测定：张口时，上下颌牙齿之间的距离，相当于自己中、示、无名指三指并拢时末节的宽度。如下颌关节强直，则宽度减小或牙关紧闭。

（3）外伤患者诊断：对头部外伤者，重点要摸清颅骨有无塌陷，特别要注意有皮下血肿者深层是否有骨折存在，有无头皮开放创口或头皮撕脱伤，有无头皮出血或皮下血肿，其颅骨有无凹陷畸形等。下颌关节脱位时，关节窝空虚，其前方可触到隆起的髁状突。

（二）颈部诊断

1. 望诊

患者取坐位，解开内衣，露出颈部、肩部及上肢，两肩放平，两臂下垂，双目前视。

（1）颈部皮肤、软组织有无瘢痕、窦道、寒性脓肿（寒性脓肿多为颈椎结核）；高位者应注意观察咽后壁有无脓肿，低位病变则脓肿多在颈部出现；颈部两侧软组织有无局限性肿胀或隆起。

（2）颈椎的生理前凸是否正常，有无平直或局限性后凸、侧弯、扭转等畸形，如颈椎结核、骨折患者常出现角状后凸畸形；颈部肌肉有无痉挛或短缩。

（3）颈部有无畸形，颜面是否对称，患者头部向一侧偏斜称为斜颈，见于颈肌外伤、瘢痕收缩、先天性肌性斜颈；颈部运动受限并伴有疼痛，可见于软组织炎症、颈肌扭伤、肥大性脊柱炎、颈椎结核或肿瘤等。

2. 触诊

（1）触诊方法：患者颈部前屈约30°，诊断者用左手扶住其前额固定头部，自枕外粗隆开始向下逐个棘突依次进行触摸，触摸棘突、棘突间隙及两侧肌肉。其中第2、第6、第7颈椎棘突较大，易触摸到。

（2）主要诊断内容：棘突是否偏歪，压痛是在棘突的中央区还是在两侧，并由轻而重地测定压痛点是位于浅层还是深部，一般浅层压痛多系棘间韧带、棘上韧带或皮下筋膜之疾患。若压痛点在颈椎的横突部位，则表示关节突关节可能有炎症或损伤，如关节突关节紊乱。若在下颈椎棘突旁以及肩胛骨内上角处有压痛，同时向一侧上肢有放射性疼痛，多为颈椎病。在棘间韧带或项肌有压痛，可能为扭伤或"落枕"。

若在锁骨上方，颈外侧三角区有压痛，则说明有颈肌筋膜炎。落枕、颈椎病患者，常可在颈项部触摸到肌肉强硬痉挛。对于颈椎后凸畸形的病例，触摸时不宜用力过重，如怀疑为颈椎结核时，应诊断咽后壁，以观察有无咽后壁脓肿形成。颈椎棘突连线上若触摸到硬结或条索状物，可能为项韧带钙化。

3. 动诊

颈部运动诊断时，嘱患者取坐位，头正直，固定双肩，使躯干不参与中胸段棘间颈椎的运动，然后再做各方向活动。观察颈部正常运动范围。

重点观察运动是否自如，有无运动障碍，要排除代偿动作。对颈椎骨折脱位者，不做运动诊断，以防造成脊髓损伤。

4. 特殊诊断

（1）挤压试验：患者取坐位，诊断者双手交叠置于其头顶，并控制颈椎处于不同的角度（如使头部后伸并向患侧倾斜），然后进行按压。如出现颈部疼痛或上肢放射痛，即为阳性反应，可见于颈椎病及颈椎间盘突出症。

（2）分离试验：患者取正坐位，诊断者两手分别托住患者下颌和枕部，向上牵拉。如患者能感到颈部和上肢疼痛减轻，即为阳性，可见于颈椎病及颈椎间盘突出症。

（3）臂丛神经牵拉试验：患者取坐位，头微屈，诊断者立于患侧，一手置患侧头部，另一手握患腕做反向牵引。若患肢出现疼痛或麻木，则为阳性，提示臂丛神经受压，多见于神经根型颈椎病。

（4）超外展试验：患者取站立或坐位，诊断者将患肢从侧方外展高举过肩过头，若桡动脉脉搏减弱或消失，即为阳性，用于诊断锁骨下动脉是否被喙突及胸小肌压迫，如有压迫，即为超外展综合征。

（5）深呼吸试验：患者取端坐位，两手置于膝部，先比较两侧桡动脉搏动力量，然后让患者尽力后伸颈部做深吸气，并将头转向患侧，同时下压肩部，再比较两侧脉搏或血压，往患侧脉搏减弱或消失、疼痛加重；相反，抬高肩部，头面转向前方，则脉搏恢复，疼痛缓解。主要用于诊断有无颈肋和前斜角肌综合征。

二、胸腹部诊断

（一）胸部诊断

1. 望诊

（1）皮肤及软组织：胸部望诊，应注意胸部皮肤有无红肿、包块及皮下青筋暴露。例如乳腺炎患者，其乳房红肿变硬，压痛明显，多伴发热。

（2）胸廓形态：桶状胸多见于肺气肿患者，表现为胸廓前后径扩大，外形像桶状。鸡胸见于佝偻病，表现为胸骨（尤其是下部）显著前凸，胸廓的前后径略长于左右径。脊柱畸形可引起胸廓变化，如脊柱结核等疾患造成的脊柱后凸，可使胸部变短，肋骨互相接近或重叠，胸廓向内牵拉；或由于发育畸形、脊柱的某些疾病或脊柱旁一侧肌肉麻痹，使脊柱侧凸，脊柱突起的一侧胸廓膨隆，肋间隙加宽，而另一侧胸廓变平，肋骨互相接近或重叠，两肩不等高。在肋软骨部，如有局限性高凸，皮色不变，质硬无移动，多是肋软骨炎；如发生在胸壁浅层，质软有波动，则为胸壁结核或局限性脓肿。

（3）外伤患者：诊断应注意观察胸式呼吸是否存在，胸部创伤的患者多采用腹式呼吸，以减轻疼痛。此外，多发性双侧肋骨骨折患者，胸部可明显塌陷，形成连枷胸而出现反常呼吸。

2. 触诊

（1）压痛点：一般情况下，内脏病变按照该脏器的解剖位置，在体表的相应部位有疼痛反应及压痛。

（2）外伤患者诊断：胸壁有皮下气肿时，用手按压可有握雪感或捻发音，多由于胸部外伤后，肺或气管破裂，气体逸至皮下所致。诊断肋骨骨折时，诊断者用示指和中指分别置于肋骨两侧，沿着肋骨的走向，从后向前下方滑移并仔细触摸，骨折如有移位，能触及骨折断端和压痛，骨折移位不明显时，则可能仅有压痛。

3. 特殊诊断

胸廓挤压试验：先进行前后挤压，诊断者一手按住患者背部正中，另一手按住胸骨，轻轻对压，如有肋骨骨折，则骨折部位有明显疼痛，可伴骨擦音；再行侧方挤压，两手分别放置胸廓两侧，向中间用力挤压，如有骨折或胸胁关节脱位，则在损伤处出现疼痛反应。

（二）腹部诊断

1. 望诊

（1）腹部疾病：站立时如见上腹部凹陷，而脐部及下腹部隆起，多为胃下垂患者。正常人腹部一般不能看到蠕动波，除非腹壁较薄的老年人、经产妇或极度消瘦者。胃肠道发生梗阻时，则出现明显的胃或肠蠕动波，且常伴有胃型或肠型。腹部青筋暴露（静脉曲张），伴有腹水、脾肿大者，多为肝病所致的门脉高压症；小儿骨瘦如柴，腹大如鼓，并见青筋暴露，多为疳积。

（2）外伤患者诊断：对有外伤史的患者，应重点观察腹部有无膨隆，有无局限性包块，腹式呼吸是否存在，局部有无瘀血。此外，还要区分损伤在上腹部还是下腹部，骨盆骨折时常出现下腹部血肿和瘀斑。

2. 触诊

（1）压痛点：阑尾炎压痛点，即麦氏（McBurney）点，在右髂前上棘与脐连线的中、外 1/3 交界处；阑尾炎发作时，阑尾穴（足三里直下 2 寸）常有压痛或酸胀感，以右侧较明显。胆囊炎压痛点（胆囊点），在右季肋缘与腹直肌右缘的交角处。诊断时用四指或拇指压住胆囊点，嘱患者深吸气，当胆囊下移碰到手指时感到剧痛而突然屏气，即为胆囊压痛试验阳性。胆管蛔虫患者，在剑突下二指，再向右旁开二指处有明显压痛，此为胆总管压痛点。胃溃疡压痛区在上腹部正中或偏左，范围较广；十二指肠溃疡压痛区在上腹部偏右，常有明显的局限压痛。腹膜炎患者常有腹肌紧张、全腹压痛及反跳痛，称腹膜刺激征。触诊时，腹肌紧张程度往往呈"木板样"，称为板状腹。

（2）外伤患者诊断：腹部触诊重点应注意脏器损伤，无论是肝脾损伤或是空腔脏器损伤，均有明显的腹肌紧张。先触摸肝区、脾区有无压痛；肝浊音界是否消失；有无移动性浊音；肠鸣音是否存在以及有无亢进或减弱。其他部位触痛应注意有无膀胱损伤、尿道损伤、肾实质损伤等。结合全身情况尽早判断有无活动性出血。如触及腹腔肿物，除创伤血肿外，临床与骨伤科有关的以腰椎结核寒性脓肿和椎体肿瘤最为常见。触诊时还要摸清肿物大小、边界软硬程度、表面光滑度、有无波动、移动度、触痛反应敏感程度等，以便判断损伤性质。

3. 特殊诊断

腹壁反射患者取仰卧位，下肢屈曲，放松腹肌，诊断者用钝尖物沿肋缘下、平脐和腹股沟上的平行方向，由外向内轻划腹壁皮肤，正常时该侧腹肌收缩。上腹壁反射中心在第 7~8 胸髓；中腹壁反射中心在第 9~10 胸髓；下腹壁反射中心在第 11~12 胸髓。一侧腹壁反射消失见于锥体束损伤，某一水平的腹壁反射消失提示相应的周围神经和脊髓损伤。

三、腰背、骨盆部诊断

（一）腰背部诊断

1. 望诊

（1）检查骨性标志及生理弯曲。患者裸露上身，下部显露出两侧髂嵴，直立，头胸部挺直，目向前视，两手下垂，双足并拢。全面观察患者体形、生理力线和生理曲线。诊断者首先从后面观察腰背部骨性标志：正常时两肩平行对称，两肩胛骨内角与第 3 胸椎棘突同一水平；两肩胛骨下角与第 7 胸椎棘突同一水平；所有胸、腰椎棘突都在背部正中线上，即自枕骨结节至第 1 骶椎棘突连线上；两髂嵴连线与第 4 腰椎棘突同一水平。然后从侧面观察腰背部生理弯曲，胸椎正常向后生理弯曲度和腰椎向前弯曲度是否存在，一般青年人胸椎生理后曲较小，而腰椎生理前曲较大；老年人则胸椎生理后曲较大，而腰椎生理前曲较小。

（2）检查异常弯曲。脊柱后凸：也称为驼背，多发生于胸段脊柱。可见于佝偻病、结核病、强直性脊柱炎、脊椎退行性变、脊椎压缩性骨折、青年性椎软骨病。

脊柱前凸：多发生于腰椎部位，表现为腹部明显向前突出，臀部明显向后突出，可见于水平骶椎、下腰椎向前滑脱、髋关节结核、先天性髋关节后脱位、晚期妊娠、大量腹水、腹腔巨大肿瘤等。

脊柱侧凸：根据发生部位分为胸段侧凸、腰段侧凸、胸腰段联合侧凸；也可根据侧凸的性状分为姿势性和器质性两种。姿势性侧凸无脊柱结构的异常，改变体位，如卧位或向前弯腰时侧凸可消失，见于姿势不良、下肢不等长、腰椎间盘突出症、小儿麻痹后遗症等。器质性侧凸的特点是改变体位不能纠正侧凸，见于先天性脊柱发育不全、肌肉麻痹、营养不良、慢性胸腔病变、肩部畸形、胸廓畸形等。

（3）皮肤色泽。腰背部望诊还要注意皮肤颜色、汗毛和局部软组织肿胀情况。例如腰背部不同形状的咖啡色斑点，反映了神经纤维瘤或纤维异样增殖症的存在；腰骶部汗毛过长、皮肤色浓，多有先天性骶椎裂；腰部中线软组织肿胀，多为硬脊膜膨出；

一侧腰三角区肿胀，多为流注脓肿。

2. 动诊

脊柱运动的个体性差异很大，一般来说，运动范围随着年龄的增长而减小。不同职业的人，运动范围也不相同，如体操运动员、杂技演员等脊椎活动范围较普通人大，故此类患者在活动轻度受限时，往往在正常活动范围，须注意鉴别。在脊柱不同节段，活动度也有差异，主要与小关节的排列方向有关，胸椎小关节突过长，且为冠状位关节面，同时又受肋骨的影响，故活动度最小，而腰椎近似矢状位关节面，故活动度较大。胸腰段脊椎运动有前屈、后伸、侧弯和旋转4种类型，在直立、固定骨盆的情况下，正常人活动范围参考值不同。

胸腰椎活动范围见表7-1。

表7-1　胸腰椎活动范围

项目	前屈	后伸	侧弯	旋转
胸椎	30°	20°	20°	35°
腰椎	80°~90°	30°	35°	30°

腰椎病变活动受限时，可使行走步态失去正常姿势，同时双上肢前后摆动也不自然，通过对各种不正常步态的观察，可判断腰椎病变及性质。

3. 触诊

腰背部触诊主要是触摸、叩击腰背部，通过寻找、分析压痛点来判断病变。

（1）触摸棘突：诊断者将中指置于棘突尖上，示指、无名指放于棘突两侧，自上而下滑行触摸，注意棘突有无异常隆起或凹陷，棘突间隙是否相等，棘突、棘上韧带及棘间韧带有无增厚、肿胀及压痛，棘突的排列是否在同一条直线上，有无侧弯或棘突偏歪。

（2）寻找压痛点：自上而下依序按压棘突、棘间韧带、腰骶关节、关节突关节、横突、椎旁肌、骶髂关节等寻找压痛点。浅表压痛表明为浅部病变，多为棘上韧带、棘间韧带、筋膜、肌肉的损伤；深压痛表明为深部病变，可能系椎体或附件有病变或损伤，如横突骨折或横突间韧带撕裂伤患者，多在骶棘肌外缘局部有深压痛。第3腰椎横突综合征，在横突尖部有明显的深压痛，并有时沿臀上皮神经向臀部放散。椎间盘突出患者，椎板间线部位有明显的深在压痛并向患侧下肢放射可至足。中线部位有深在压痛，可能为椎体结核或椎体骨折。

（3）肌肉痉挛：患者取俯卧位，放松全身肌肉。诊断者触摸其椎旁肌肉有无痉挛。肌肉痉挛者往往提示局部软组织损伤或有骨折、脱位等，但亦可继发于他处病损而出现保护性肌痉挛。

（4）叩击诊断：用手指或叩诊锤，从第7颈椎至骶椎依次垂直叩击各棘突。叩击痛阳性见于脊柱结核、脊椎骨折及椎间盘突出症等。叩痛部位多为病变部位。

（5）拾物试验：置一物于地面，嘱患者拾起。腰椎正常时，应直立弯腰伸手拾起。如患者一手扶膝、下蹲、腰部板直，用另一手拾起该物，此为拾物试验阳性。多见于腰椎病变如腰椎间盘突出症、腰肌外伤及炎症。

（6）俯卧背伸试验：用于诊断婴幼儿脊柱是否有保护性僵硬或脊柱病变。患儿俯卧，两下肢伸直并拢，诊断者提起其双足，使腰部过伸。正常脊柱呈弧形后伸状态，有病变者则大腿和骨盆与腹壁同时离开床面，脊柱呈强直状态。

（7）腰骶关节试验（骨盆回旋试验）：患者取仰卧位，双腿并拢，令其尽量屈膝、屈髋，诊断者双手扶住膝部用力按压，使大腿贴近腹壁，这时腰骶部呈被动屈曲状态。腰骶部出现疼痛反应即为阳性，多见于腰骶部病变。

（8）直腿抬高试验及加强试验：患者取仰卧位，诊断者一手握患者足部，另一手保持膝关节在伸直位，将两下肢分别做直腿抬高动作。正常时，两下肢同样能抬高80°以上，除腘窝部有紧张感外，并无疼痛或其他不适。若抬高不足70°，同时伴有下肢后侧的放射性疼痛，则为直腿抬高试验阳性，见于腰椎间盘突出症、单纯性坐骨神经痛。直腿抬高到最大限度的角度时将足踝背伸，如引起患肢放射性疼痛加剧，即为加强试验阳性。借此可以区别由于髂胫束、腘绳肌或膝关节后关节囊紧张所造成的直腿抬高受限，因为背伸踝关节只加剧坐骨神经及小腿腓肠肌的紧张，对小腿以上的肌膜无影响。

（9）坐位屈颈试验：患者取坐位，两腿伸直，使坐骨神经处于紧张状态，然后被动或自动向前屈颈。如出现下肢放射痛即为阳性。

股神经由L2、L3、L4神经根汇集而成，因此腰部疾患也常导致该神经受损，临床常用下列几项特殊诊断。

股神经牵拉试验：患者取俯卧位，诊断者一手固定患者骨盆，另一手握患肢小腿下端，将大腿强力后伸。如大腿前方出现放射痛为阳性，可见于高位腰椎间盘突出症患者。

屈膝试验：患者取俯卧位，两下肢伸直，诊断者一手按住其骶髂部，另一手握患侧踝部，并将小腿抬起使膝关节逐渐屈曲，足跟接近臀部。若出现腰部和大腿前侧放射性痛即为阳性，提示股神经损害，可根据疼痛的起始位置判断其受损部位。

（二）骨盆部诊断

1. 望诊

患者取立位，先从前面观察两侧髂前上棘是否在同一水平线上，有无骨盆倾斜，腰椎侧弯、骨盆骨折移位（陈旧性）、髋关节疼痛以及双下肢不等长等均可造成骨盆倾斜。此外，骨盆环骨折还可出现严重血肿和瘀斑。望后面时，应注意两髂后上棘是否在同一高度，如果向上移位或向后突出，则多是骶髂关节错位。

2. 触诊

（1）骨性标志：临床多采取卧位诊断，先触及两侧髂前上棘，用来作为触摸其他部位的骨性标志。

（2）压痛及意义：耻骨部位有压痛，如是外伤患者则多有骨折存在，否则应注意骨肿瘤等骨病的存在；耻骨联合部压痛，且间隙增宽，如是外伤后则可能为耻骨联合分离；若无外伤史，见于耻骨联合软骨炎、后耻骨联合结核；髂嵴外缘压痛，多数是臀筋膜炎或臀上皮神经痛；如骶骨背面有广泛压痛，多为骶棘肌起始部筋膜损伤；骶髂关节部压痛，临床多见于骶髂关节炎，骶髂关节扭伤、结核、松动症或早期类风湿；在臀大肌触到纤维条索，则是臀大肌纤维挛缩，或是臀筋膜炎；坐骨结节部压痛常是坐骨结节滑囊炎或坐骨结节结核；骶尾关节部压痛，则是骶尾部挫伤，骶骨下端骨折或尾骨骨折、脱位。上述各压痛点须结合临床病史分析判断。

3. 特殊诊断

（1）骨盆挤压试验：用于诊断骨盆骨折和骶髂关节病变。患者取仰卧位，诊断者两手分别放于髂骨翼两侧，两手同时向中线挤压，如有骨折则会发生疼痛，称骨盆挤压试验阳性。或嘱患者采取侧卧位，诊断者将手放于上侧髂骨部，向下按压，后法多用于诊断骶髂关节病变。

（2）骨盆分离试验：多用于诊断骨盆骨折及骶髂关节病变。患者取仰卧位，诊断者两手分别置于两侧髂前上棘部，两手同时向外推按髂骨翼，使之向两侧分开，发生疼痛反应为阳性，提示骨盆骨折或骶髂关节病变。

（3）斜扳试验：患者取仰卧位，健侧腿伸直，患侧腿屈髋、屈膝各 90°，诊断者一手扶住膝部，一手按住同侧肩部，然后用力使大腿内收，向下按在膝部，如骶髂关节发生疼痛为阳性，提示骶髂关节病变。

（4）床边试验：患者取平卧位，患侧臀部置于床边，健侧腿尽量屈膝、屈髋，诊断者用手按住膝部，使大腿靠近腹壁，另一手将患腿移至床边外，用力向下按压使之过度后伸，使骨盆沿着横轴旋转，如骶髂关节发生疼痛则为阳性，提示骶髂关节病变。

（5）单髋后伸试验：患者取俯卧位，两下肢并拢伸直，诊断者一手按住骶骨中央部，另一手肘部托住患侧大腿下部，用力向上抬起患肢，使之过度后伸，如骶髂关节疼痛则为阳性，提示骶髂关节病变。

四、上肢部诊断

(一)肩部诊断

由于神经反射的原因,临床上某些内脏出现病变时,体表相应区域可发生牵涉痛,因此遇到肩部疼痛患者,首先要排除内脏疾病。如左肩疼痛要排除心脏疾病,右肩疼痛要排除肝、胆疾病。另外,有些肩痛是由于颈椎病引起的,称为"颈肩综合征"。所以对肩部疼痛应进行整体诊断。

1. 望诊

肩部望诊时,应双肩裸露,对比双肩部是否对称、是否在同一水平线上,要注意其皮肤颜色情况,肩部有无窦道、肿块及静脉怒张,对比两侧三角肌的形态及锁骨上、下窝是否对称,肌肉有无萎缩,然后诊断背面,对比两侧肩胛骨高低是否一致,肩胛骨内缘与中线的距离是否相等,肩胛冈的上下肌肉有无萎缩。还要借助肩关节主动或被动运动来观察其肌肉及关节的形态和功能状况,如发现两侧不对称,则应进一步诊断。三角肌膨隆消失成"方肩"多为肩关节脱位。"先天性高位肩胛症"可出现肩胛高耸,如为双侧则出现颈部短缩畸形。前锯肌麻痹可致肩胛胸壁关节松动,肩胛骨向后凸起,如累及双侧则称为"翼状肩胛",但要注意与脊柱侧弯引起的肩胛骨后凸畸形相鉴别。任何一种较严重的肩部外伤,均可能引起不同程度的肩部肿胀,如挫伤、牵拉伤,肩袖破裂等筋腱损伤;肩部骨折脱位时,肿胀更为严重。

2. 动诊

肩部动诊诊断时应固定肩胛骨下角,避免肩胛骨一起参与活动而造成假象。

(1)骨性标志:肩部触诊要重点触摸其骨性标志,肩峰、大结节、喙突三点组成三角形,称肩三角。肩峰在肩外侧最高点骨性突出处,其下方的骨性高突处为肱骨大结节,肩峰前方为锁骨外侧端,锁骨外、中1/3交界处的下方一横指、肱骨头内上方为喙突。

(2)压痛点:肩关节周围不同部位的压痛点,对于鉴别诊断很有意义。例如肩关节周围炎,其压痛点多在肱骨大、小结节间沟,喙突和冈上窝部,后期形成广泛性粘连而发生功能障碍。肱骨结节间的压痛见于肱二头肌长头肌腱炎、肱二头肌短头肌腱炎,压痛点多局限于喙突;三角肌下滑囊炎则压痛广泛,但主要位于三角肌区;冈上肌腱炎或冈上肌腱断裂,压痛位于肱骨大结节尖顶部;肩背部肌膜炎,可在背部肩胛骨周围触及多个压痛点和结节。

(3)外伤患者诊断:触诊尚可用于骨折或脱位的诊断。例如锁骨位于皮下,骨折后容易触知,骨折有移位时尚能触及骨擦音和异常活动。肩关节脱位时,肩三角关系改变，并可在肩峰下方触到明显凹陷和空虚感，在腋窝部或肩前方能触到肱骨头。肩锁关节脱位时，在锁骨外端可触到突起的骨端，向下按压时，有琴键样弹跳感，并有明显压痛。

3. 特殊诊断

（1）搭肩试验（杜加征，Dugas 征）：患者屈肘，如手在搭到对侧肩部的同时，肘部能贴近胸壁为正常，若患者不能完成上述动作，或仅能完成两动作之一者为阳性，提示有肩肱关节或肩锁骨关节脱位的可能。

（2）落臂试验：患者站立，先将患肢被动外展90°，然后令其缓慢地向下放，如果不能慢慢放下，出现突然直落到体侧则为阳性，说明有肩袖破裂存在。

（3）肱二头肌抗阻力试验：也称叶加森（Yergason）试验。患者屈肘90°，诊断者一手扶其肘部，一手扶其腕部，嘱患者用力做屈肘及前臂旋后动作，诊断者给予阻力，如出现肱二头肌腱滑出，或结节间沟处产生疼痛则为阳性，前者为肱二头肌长头腱滑脱，后者为肱二头肌长头肌腱炎。

（4）直尺试验：正常人肩峰位于肱骨外上髁与肱骨大结节连线之内侧。诊断者用直尺边缘贴于患者上臂外侧，一端贴肱骨外上髁，另一端能与肩峰接触则为阳性，说明肩关节脱位。

（5）疼痛弧试验：患者肩外展到60°~120°时，冈上肌腱在肩峰下摩擦，肩部出现疼痛则为阳性，这一区域的外展痛称疼痛弧。

（6）冈上肌腱断裂试验：患者肩外展，当外展到30°~60°时可以看到患侧三角肌用力收缩，但不能外展上举上肢，越用力越耸肩。若患肢被动外展超过60°，则患者又能主动上举上肢。这一特定区外展障碍为阳性体征，说明有冈上肌腱的断裂或撕裂。

（二）肘部诊断

1. 望诊

肘部望诊需将两肘暴露，对比诊断两侧，观察肘关节的轮廓有无肿胀和变形。

（1）肘部肿胀：对肘关节有明显肿胀外观的患者，诊断时必须认真区分是关节内肿胀还是关节外肿胀，是全关节肿胀还是局限性肿胀。对肿胀性质也必须仔细分析，是外伤性肿胀抑或是病理性（化脓感染、结核等）肿胀。关节内有积液时，关节肿胀明显，且呈半屈曲状态（因此姿势关节内容积最大）。对关节内积液者，应进一步诊断，明确其性质。

外伤患者如出现局限性肿胀，常提示某一局部的损伤。如以肘内侧肿胀为著，可能为肱骨内上髁骨折；以肘外侧肿胀为著，则可能为肱骨外上髁或桡骨小头骨折；如以肘后方肿胀为著，则可取为尺骨鹰嘴突骨折。此外，局部软组织挫伤、肿胀也较局限。

（2）肘部畸形。肘外翻：正常的肘关节伸直时，上臂与前臂之间形成一生理性外偏角（即携带角），男性5°~10°，女性10°~15°。携带角大于15°即为肘外翻畸形，常见于先天性发育异常、肱骨下端骨折对位欠佳，或肱骨下端骨骺损伤，而在生长发育中逐渐形成畸形。肘外翻的患者，由于尺神经经常受到牵拉或磨损，晚期常发生尺神经炎，甚至出现神经麻痹。

肘内翻：携带角小于5°者称为肘内翻。临床最常见的原因是尺偏型肱骨髁上骨折，因复位不良或骨骺损伤引发生长发育障碍所致。

肘反张：肘关节过伸超过10°称为肘反张，多由于肱骨下端骨折复位不良，髁干角过小所致。

靴形肘：临床见于肘关节脱位或伸直型肱骨髁上骨折，于侧面观察肘部时，状如靴形，故称"靴形肘"。

矿工肘：尺骨鹰嘴突滑囊炎患者，其肘后形成像乒乓球样的囊性肿物，因多发于矿工，故而得名。

2. 动诊

（1）屈肘运动：肘关节正常屈曲可达到140°，主要屈肘肌肉是肱二头肌，嘱患者做屈肘动作，手能摸到同侧肩部为正常，先做主动运动诊断，然后进行被动诊断。引起屈肘运动障碍的常见疾病有化脓性关节炎、风湿性关节炎、关节滑膜结核、靠近关节的骨折和脱位、骨化性肌炎等。

（2）伸肘运动：肘关节正常伸直为0°~5°，主要伸肘肌肉是肱三头肌，诊断时嘱患者做最大限度的屈肘，然后再伸直，观察能否达到正常范围。影响肘关节伸直的疾病最常见于肱骨髁间骨折、尺骨鹰嘴骨折或肘关节长期屈肘固定，致鹰嘴窝被纤维组织充填而阻碍肘关节伸直；或肘前有肌腱挛缩、瘢痕形成、骨性阻挡等，也影响肘关节伸直。

（3）旋转运动：前臂的旋转运动主要是由上下尺桡关节来完成，肱桡关节次之。当前臂发生旋转时，主要是桡骨围绕尺骨转。正常时前臂旋后可达80°~90°，主要旋后肌肉是旋后肌和肱二头肌。诊断时，患者端坐或站立，屈肘90°，两上臂紧靠胸壁侧面，拇指向上，然后嘱患者做旋后动作，对比诊断两侧，判断前臂是否有旋后功能障碍。应当防止患者以肘部内收动作代替前臂旋后运动。旋前运动主要由旋前圆肌和旋前方肌完成，正常时前臂旋前可达90°。诊断时体位同前。在前臂中立位做旋前运动，掌心向下为正常。诊断时务必防止患者用上臂外展代替旋前运动。发生旋转功能障碍的原因多为前臂骨折畸形愈合、下尺桡关节脱位或桡骨小头骨折脱位等。

3. 触诊

（1）肘后三角触诊及临床意义：肘关节屈曲90°时，肱骨外上髁、内上髁和尺骨鹰嘴突三点连线构成的等腰三角形，称肘后三角。当肘关节伸直时，则三点在同一条直线上。临床通过诊断三点关系的变化来判断肘部骨折或脱位，肱骨髁上骨折时，三点关系保持正常；而肘关节脱位时，则此三角关系破坏，可以此鉴别肱骨髁上骨折和肘关节脱位。此外，尺骨鹰嘴骨折，近端被肱三头肌拉向上方，肱骨内、外髁骨折移位，肘后三角也会发生改变。故触摸肘后三角时，先触到尺骨鹰嘴突，然后摸肱骨内、外髁，对此三点进行仔细观察，可判断肘部的骨折和脱位。

（2）肘部常见压痛及临床意义：肱骨外上髁为前臂伸肌群的起点，容易造成牵拉性损伤（或劳损）而形成肱骨外上髁炎，网球运动员多发本病，故有"网球肘"之称。而肱骨内上髁压痛则为肱骨内上髁炎，但临床较少见。小儿桡骨头半脱位时，压痛点在桡骨小头前方；成人桡骨小头骨折，压痛点在肘前外侧。此外，肱骨内外髁撕脱骨折、尺骨喙突和鹰嘴突骨折，压痛点多在骨折的局部。在肘后部触摸到囊性包块，常见于尺骨鹰嘴突滑囊炎；若在鹰嘴突两侧触到黄豆大小的硬性包块，可在关节内移动，多是关节内游离体（或称关节鼠）。损伤后期，如在肘前方触及边界不清、硬度较大肿块，多为骨化性肌炎。

4. 特殊诊断

（1）网球肘试验（Mills 征）：患者前臂稍弯曲，手呈半握拳，腕关节尽量屈曲，然后将前臂完全旋前，再将肘伸直。如在肘伸直时，肱桡关节的外侧发生疼痛，即为阳性。

（2）腕伸、屈肌紧张（抗阻力）试验：患者握拳、屈腕，诊断者按压患肢手背，患者抗阻力伸腕，如肘外侧疼痛则为阳性，提示肱骨外上髁有炎性病灶；反之，如令患者伸手指和背伸腕关节，诊断者以手按压患者手掌，患者抗阻力屈腕，肘内侧疼痛为阳性，提示肱骨内上髁炎或病变。

（3）前臂（收展）试验：本试验用于判断是否有肘关节侧副韧带损伤。患者坐在诊断者对面，上肢向前伸直，诊断者一手握住其肘部，一手握住其腕部并使其前臂内收，握肘部的手推肘关节向外，如有外侧副韧带断裂，则前臂可出现内收运动。若握腕部的手使前臂外展，而拉肘关节向内，前臂出现外展运动，则为内侧副韧带损伤。

（三）腕和手部诊断

1. 望诊

手的自然休息姿势是：腕轻度背伸（约15°），拇指靠近示指旁边，其余四指屈曲，从第2~5指各指的屈曲度逐渐增大，而诸指尖端指向舟状骨。手的功能位是准备握物的位置：腕背伸（约30°），并向尺侧倾斜10°，拇指在外展对掌屈曲位，其余各指屈曲，犹如握茶杯姿势。在这个位置上能快速地握拳和完全伸开手指，这表明手的功能正常。

（1）腕和手部肿胀：全腕关节出现肿胀，多表明有关节内损伤或关节内病变，如腕部骨折、脱位或韧带、关节囊撕裂。

急性化脓性腕关节炎较少发生，一旦发生则全腕肿胀显著。腕关节结核肿胀发展缓慢，关节梭形变，不红不热。而风湿性关节炎肿胀发展迅速，时肿时消，且往往是对称性肿胀。腕舟骨折时鼻咽窝部肿胀明显，正常生理凹陷消失。第2~5指指间关节梭形肿胀，多为类风湿性关节炎。沿肌腱的肿胀多为腱鞘炎或肌腱周围炎。整个手指呈杵状，多为肺源性心脏病、支气管扩张或发绀型先天性心脏病等疾患。腱鞘囊肿多为孤立、局限的包块，有明显的界线。

（2）手指震颤：多见于震颤麻痹、甲状腺功能亢进、慢性乙醇中毒等。

震颤性麻痹患者，运动时震颤减轻或消失，静止时出现。如震颤轻微，可令患者紧闭双目，双手向前平举，在其双手背上放一张纸，可见纸在抖动。

（3）腕和手部畸形：

餐叉样畸形：见于伸直型桡骨远端典型移位骨折。

爪形手：畸形若由前臂缺血性肌挛缩形成，表现为手的掌指关节过伸，而近位指间关节屈曲，形似鸟爪。若由尺神经损伤或臂丛神经损伤形成，则表现为指间关节半屈，掌指关节过伸，第4、5指不能向中间靠拢，且小鱼际肌萎缩。因烧伤所致爪形手，则有明显瘢痕和并指畸形。

猿手（扁平手、铲形手）：由正中神经和尺神经同时损伤所致，表现为大、小鱼际肌萎缩，掌部的两个横弓消失，使掌心变为扁平，形如猿手。大鱼际肌萎缩，临床多由正中神经损伤的肌麻痹形成，或腕管综合征正中神经长期受压引起；小鱼际肌萎缩，由尺神经损伤、肘管综合征或尺神经炎所引起；骨间肌萎缩，常由尺神经麻痹、损伤或受压引起，掌侧骨间肌萎缩由于解剖位置深在，临床表现不明显，而背侧骨间肌因位于手背的掌骨间，萎缩时能够清楚地看到，其中第1、2背侧骨间肌最容易显露。

腕垂症：由桡神经损伤所引起。此外，前臂伸腕肌腱外伤性断裂，也可形成"垂腕"畸形。

锤状指：因手指末节伸肌腱断裂引起末节指间关节屈曲，不能主动背伸，形似小锤状。

尺骨小头变位：尺骨小头向背侧移位，临床常见于下尺桡关节分离移位、三角软骨损伤等。上述变位往往在前臂旋前位更明显。

2. 动诊

（1）腕关节的正常运动范围。

（2）指关节的正常运动范围见于表7-2。

表7-2 指关节的正常运动范围

关节	背伸	掌屈	内收（桡侧）	外展（尺侧）
掌指	0°	60°~90°	—	—
近端关节	0°	90°	—	—
远端关节	0°	60°~90°	—	—
掌拇关节	—	20°~50°	可并拢桡侧示指	40°
拇指指间关节	—	90°	可横越手掌	—

3. 触诊

（1）腕和手部肿：月骨脱位时，在腕掌侧中央部能触到向前移位的骨块。腕背侧触及形状大小不一、边界清楚的孤立性囊性肿物多为腱鞘囊肿。桡骨茎突狭窄性腱鞘炎急性炎症期，可触及局部明显高凸。内生软骨瘤发生在指骨者最多，骨体向外肿大变粗，呈梭形，触之质硬，无移动，边界不清。

（2）腕和手部压痛：桡骨茎突部压痛多系拇长伸肌腱、拇短伸肌腱腱鞘炎；腕部损伤，若鼻咽窝部压痛，多为腕舟骨折；腕掌侧正中压痛，可能是月骨脱位或骨折；腕背侧正中压痛，多是伸指肌腱腱鞘炎；下尺桡关节间和尺骨小头下方压痛，多是腕三角软骨损伤、下尺桡关节脱位；腕管综合征的压痛点，多在腕掌侧横纹正中部大、小鱼际之间，且多伴有手指放射痛和麻木感；若掌指关节掌侧面有压痛（即掌骨头部），多是屈指肌腱腱鞘炎。

4. 特殊诊断

（1）腕三角软骨挤压试验：患者屈肘90°，掌心向下，诊断者一手握住前下端，另一手握住手掌部，使患手向尺侧被动偏斜，然后伸屈腕关节，使尺腕关节部发生挤压和研磨，如有明显疼痛加重即为阳性，提示三角软骨损伤。

（2）握拳试验（Finkel-Stein试验）：患者屈肘90°，前臂中立位握拳，并将拇指握在掌心中，诊断者一手握住前臂下端，另一手握住患者手部，同时使腕关节向尺侧屈腕，如在桡骨茎突部出现剧烈疼痛，则为阳性，提示桡骨茎突狭窄性腱鞘炎。

（3）弹手指征：也称霍夫曼（Hoffmann）征。快速弹压被夹住的患者中指指甲，引起诸手指的掌屈反应为阳性，提示中枢神经损害。

五、下肢部诊断

（一）髋部诊断

1. 望诊

（1）前面观察：两侧髂前上棘是否在同一水平线上，即骨盆是否倾斜。腹股沟区是否对称，有无高凸饱满或空虚，前者多系髋关节肿胀，后者往往提示股骨头有严重破坏。

（2）侧面观察：如有腰椎生理前凸加大，臀部明显后凸，髋部呈现屈曲位，则是髋关节后脱位（陈旧性）；或是小儿先天性髋脱位和髋关节屈曲性强直。

（3）后面观察：应注意有无臀大肌萎缩，慢性髋关节疾病由于长期负重量减少和运动障碍，可出现废用性肌萎缩小儿麻痹后遗症，则有神经性肌萎缩。对比观察两侧臀横纹是否对称，如有单侧横纹皱褶增多，而且加深，并有升高，为单侧先天性髋关节脱位；若有两侧股骨大转子向外突出，会阴部增宽，为双侧先天性髋关节脱位。单侧髋内翻畸形，临床多有患肢短缩。髋外翻外旋畸形表现为患肢外展，不能内收，比健肢稍长。

2. 动诊

髋关节有屈曲、后伸、外展、内收、外旋、内旋等运动功能。

3. 触诊

先从前面诊断，以两侧髂前上棘为骨性标志。触摸腹股沟部时，注意淋巴结是否有肿大，局部有无饱满肿胀压痛等。急性化脓性关节炎、髋关节结核、髋部骨折等，腹股沟部均有肿胀和压痛。髋关节侧面触诊主要是触摸大转子，注意两侧大转子顶部，观察是否有大转子向上移位。大转子向上移位多见于股骨颈骨折、粗隆间骨折、髋关节后上方脱位等。大转子部滑囊炎，在局部可触到较大的囊性肿物，质软可移动。"弹响髋"的表现是当髋关节屈伸活动时，可触到在大转子上来回滑动的髂胫束。在髋关节后方触诊时，注意臀大肌肌张力和臀部压痛点，梨状肌下缘是坐骨神经出口处，此体表投影部位如有压痛，则多涉及坐骨神经病变。

4. 特殊诊断

（1）髋关节承重机能试验（川德伦伯征，Trendelenburg 征）：用于诊断臀中肌麻痹的有无和髋关节的稳定程度。诊断时患者取直立位，背向医者，先将患腿屈膝抬起，用健侧单腿站立，然后再用患侧单腿站立，注意观察站立时骨盆的升降变化。正常时单腿站立后对侧骨盆上升，患侧单腿站立时，则对侧骨盆下降低落。常用于诊断小儿麻痹后遗症、小儿先天性髋关节脱位、成人陈旧性髋脱位、股骨颈骨折后遗症髋内翻畸形、股骨头坏死等。

（2）髋关节屈曲挛缩试验（托马斯征，Thomas 征）：用于诊断髋关节有无屈曲挛缩畸形。患者取仰卧位，腰部放平，先将健侧腿伸直，然后将患腿伸直，达到一定角度时，腰部离开床面，向上挺起，则为阳性；当患肢完全伸直时，再将健肢屈髋、屈膝，使大腿贴近腹壁，腰部也下降贴近床面，此时患腿自动离开床面，向上抬起，亦为阳性。阳性说明髋关节有屈曲挛缩，常用于诊断髋关节结核、髋关节炎或强直、类风湿性关节炎、髂腰肌炎等。

（3）下肢短缩试验（艾利斯征，Allis 征）：患者取仰卧位，两腿并拢屈髋、屈膝，两足并齐，如患腿低落为阳性，说明有肢体短缩。骨、胫骨缩短。

（4）望远镜试验（套叠征）：用于诊断婴幼儿先天性髋关节脱位。患儿取仰卧位，两下肢放平伸直，医者一手固定骨盆，另一手握住膝部将大腿抬高30°，并上下推拉股骨干，如出现松动感或抽动感，即为阳性。可双侧对照诊断。

（5）髋关节过伸试验（腰大肌挛缩试验）：患者取俯卧位，患膝屈曲90°，医者一手握踝部将下肢提起，使患髋过伸，若骨盆亦随之抬起，即为阳性，说明髋关节不能过伸。可见于腰大肌脓肿、髋关节早期结核、髋关节强直等。

（6）髂胫束挛缩试验：患者取侧卧位，健肢在下，医者立于患者背后，一手固定骨盆，另一手握住患肢踝部，使患膝屈曲90°，患髋先屈曲、外展，再后伸。最后放松握踝的手，让患肢自然落下，正常时落在健肢的后方，若落在健肢的前方或保持上举外展的姿势，则为阳性，则说明髂胫束挛缩或阔筋膜张肌挛缩。

（7）蛙式试验：多用于幼儿，患儿取仰卧位，使双膝双髋屈曲90°，医者使患儿双髋做外展外旋至蛙式位，双侧肢体平落在床面为正常，若一侧或双侧肢体不能平落于床面，即为阳性，则说明髋关节外展外旋受限，临床可考虑为先天性髋关节脱位。

（8）股骨大转子位置的测量：

髂坐连线（Nelaton线）：患者取仰卧位，髋部稍屈曲（45°~60°），由髂前上棘至坐骨结节画一连线，正常时股骨大转子顶点恰在该连线上，若大转子在此线以上，则说明有大转子上移。

布瑞安（Bryant）三角：患者取仰卧位，自髂前上棘至床面做一垂线，自大转子顶点与身体平行画一线与上线垂直，即构成一直角三角形，称为布瑞安三角。医者对比两侧三角形的底边，如一侧底边变短，则说明该侧大转子向上移位。

休梅克（Shoemaker）线：患者取仰卧位，两下肢伸直取中立位，两侧髂前上棘在同一平面，诊断者从两侧髂前上棘与股骨大转子顶点分别连一直线，正常时两连线之延长线相交于脐或脐上中线；若一侧大转子上移，则延长线交于健侧脐下，且偏离中线。

（二）膝部诊断

1. 望诊

（1）膝关节肿胀：膝关节轻度肿胀时，表现为两侧膝眼消失，肿胀严重则波及髌上囊甚至整个膝周肿大。肿胀最常见原因是外伤，如膝部扭挫伤、髌骨骨折、胫骨内外髁骨折、髁间棘骨折等。如为急性化脓感染者，则关节肿胀伴有局部皮肤鲜红、灼热而剧痛。此外，膝关节滑膜炎、风湿性关节炎、膝关节结核、肿瘤等均可出现肿胀。

195

（2）膝部周围局限性肿块：髌上滑囊炎、膝关节结核和肿瘤等均可出现局限性肿胀。胫骨结节骨骺炎，在胫骨结节处有明显的高凸畸形。膝关节后侧有圆形肿块者，一般为腘窝囊肿。囊性肿物、骨软骨瘤，在股骨下端或胫骨上端的内、外侧均可发生，局部可见隆突。

（3）股四头肌萎缩：多见于膝关节半月板损伤、腰椎间盘突出症及下肢骨折长期固定后等。诊断时根据肌肉萎缩程度结合病史进行分析。

（4）膝关节畸形：正常的膝关节有 5°～10° 的生理外翻角，超过 15°，为膝外翻畸形；反之，若正常生理外翻角消失，则形成小腿内翻畸形；正常的膝关节伸直有 0°～5° 的过伸，如过伸超过 15° 则称为膝反张畸形。上述畸形常见于佝偻病、骨折畸形愈合、骨骺发育异常、小儿麻痹后遗症等。

2. 动诊

膝关节有伸展、屈曲功能，膝关节的正常运动范围。

3. 触诊

患者取仰卧位，两腿伸直，髌上滑囊炎时，在髌骨上方能触到囊性肿块，有波动和轻度压痛。髌骨横形骨折时，在髌骨前面能触到裂隙和明显沟状凹陷，压痛敏感。髌骨软化症时，向下按压髌骨，使髌骨轻轻移动，可出现明显的疼痛反应。胫骨结节骨骺炎，局部能触到高凸坚硬的包块，压痛明显。髌下脂肪垫肥厚，在髌韧带两侧可触到饱满柔韧的硬性包块。膝关节间隙压痛，可能为半月板损伤。

4. 特殊诊断

（1）浮髌试验：患者患腿伸直，诊断者一手将髌上囊内液体向下挤入关节腔内，然后用另一手拇、中指固定髌骨内外缘，示指按压髌骨，这时可感到髌骨有漂浮感，重压时下沉，松指时浮起，则称浮髌试验阳性，提示关节腔内积液。

（2）侧副韧带损伤试验：用于诊断膝关节侧副韧带是否有断裂。患者取仰卧位，患腿伸直，诊断者一手扶膝侧面，另一手握住踝部，然后使小腿做被动的内收或外展动作。如诊断内侧副韧带，则一手置膝外侧推膝部向内，另一手拉小腿外展，这时产生松动感和内侧疼痛为阳性；若诊断外侧副韧带，则一手置膝内侧推膝部向外，另一手拉小腿内收，此时发生膝外侧疼痛和产生松动感亦为阳性。提示有膝关节侧副韧带断裂或损伤。

（3）回旋挤压试验（麦氏征试验）：是临床诊断半月板损伤最常用的试验方法。患者取仰卧位，双下肢伸直，如诊断内侧半月板损伤，诊断者一手扶患膝，另一手握住足踝部，先将膝关节屈曲到最大限度，然后使膝外旋、小腿内收，并逐渐伸直膝关节，这样使膝关节内侧间隙产生挤压力和研磨力。如发生弹响和明显疼痛，即为阳性。如使小腿外展、膝内旋，可以诊断外侧半月板损伤。

196

（4）研磨提拉试验：患者取俯卧位，患膝屈曲90°，诊断者将其大腿固定，用双手握住患肢踝部提起小腿，使膝离开床面，做外展、外旋或内收、内旋活动，若出现膝外或内侧疼痛，则为研磨提拉试验阳性，说明有内侧或外侧副韧带损伤。若诊断者双手握足踝部，使膝关节在不同角度被动研磨加压，同时做外展外旋或内收内旋活动，如出现膝关节疼痛和弹响为阳性，说明有内侧或外侧半月板损伤。由于该试验有两种临床意义，故研磨和提拉诊断又用于鉴别膝关节半月板和侧副韧带损伤。

（5）抽屉试验：患者取坐位或仰卧位，双膝屈曲90°，用双手按住大腿下段，诊断者双手握住小腿上段，用大腿夹患肢的足部以防止移动，同时做小腿前后推拉动作，如过度向前移动，则说明膝关节前十字韧带断裂，若过度向后移动，则说明后十字韧带断裂。注意在诊断移动时必须以解剖位置为活动起点，否则容易发生判断错误。如后十字韧带断裂，小腿上端自然向后移位，诊断时可以拉向前移动，这是恢复解剖位置的移动，不要误认为是胫骨向前移动，再向后推出现的移动才是异常活动。

（6）交锁征：患者取坐位或仰卧位，嘱患者做患肢膝关节屈伸活动数次，若关节突然出现疼痛，不能屈伸为阳性，则说明膝关节被破裂的半月板交锁，但慢慢旋膝以后，可解开交锁，又能恢复主动屈伸。凡此试验阳性者，平日上、下楼或上、下坡时有膝关节交锁史。

（7）挺髌试验：患膝伸直，用拇、食二指将髌骨向远端推压，嘱患者用力收缩股四头肌，若引发髌骨部疼痛者为阳性。多提示髌骨劳损（髌骨软化症）。

（三）踝与足部诊断

1. 望诊
（1）足踝部畸形：如垂足（马蹄足）、跟足（仰趾足）、内翻足、外翻足、扁平足和高弓足等。

（2）踝关节肿胀：常见于踝部外伤，其中以踝部筋伤多见，如有内外踝骨折或胫骨下端骨折，则肿胀更为显著。若为踝关节结核或关节炎等，则肿胀形成缓慢。踝下凹陷消失，跟骨增宽，跟腱止点处疼痛，可能为跟骨骨折；内、外踝下方及跟腱两侧的正常凹陷消失，兼有波动感，可能为关节内积液或者血肿；肿胀局限于一侧，多见于侧副韧带损伤；足后部肿胀多属跟腱炎、滑囊炎、骨质增生等。

2. 动诊
踝关节与足的正常活动范围。

3. 触诊
踝关节全关节肿胀多为关节内严重骨折、脱位、结核、肿瘤。当有积液时，可触之有波动感，关节周围压痛。足踝部局限性肿胀，多见于筋伤、关节外骨折如拇长伸肌腱腱鞘炎时，在足背部呈长条状肿胀，并有明显触痛；跖骨骨折时，可顺跖骨轴线肿胀，并能触到骨折端及压痛；第2跖骨头无菌性坏死，压痛在第2跖趾关节近端。当内踝发生骨折时，则压痛点在内踝前下方，内踝尖端部；舟骨内侧向内凸出，可能是副舟骨畸形或胫后肌止点骨质无菌性坏死；上述二者均有压痛。跟距关节间隙压痛可能为跟距关节炎；第1跖骨头内侧皮下囊性肿块，压痛明显，常为滑囊炎；外踝骨折时，局部肿胀明显，压痛在外踝部；外侧副韧带损伤，肿胀和压痛都在外踝前下方；第5跖骨基底部骨折，压痛和肿胀在足外侧第5跖骨近端；足跟触痛伴肿胀多见于跟骨骨折、跟骨结核、跟骨骨髓炎等；无肿胀的跟骨周围痛，若在跟骨结节部，则为跟腱炎；跟骨底部痛，不能行走负重，往往是跟骨脂肪垫肥厚、跟骨刺或跟底滑囊炎；青少年如有跟后部痛，多见于跟骨骨骺炎。

4. 特殊诊断

（1）跟轴线测量：患者站立位时，跟骨纵轴线与跟腱纵轴线垂叠为正常，当足出现内翻或外翻畸形时，则跟腱轴线向内、外侧偏斜，应记录其偏斜角度。

（2）跟腱挛缩试验：跟腱挛缩，常由比目鱼肌和腓肠肌挛缩引起，该试验可进行两者鉴别。患者取坐位，使小腿自然下垂，若膝关节屈曲，踝关节下垂，腱屈畸形为比目鱼肌挛缩。如膝关节伸直位，踝关节屈而不能背伸，则为腓肠肌挛缩。如膝伸直或屈曲位均出现跖屈，则为双肌挛缩。

（3）踝阵挛：诊断者一手托住腘窝，一手握足，突然使足背屈并维持之，可以产生踝关节连续交替的伸屈运动，则视为阳性。见于锥体束损害。

（4）划跖试验（巴宾斯基征，Babinski征）：阳性反应为轻划足底外侧，引起拇趾背屈，余趾呈扇形分开。提示锥体束受损。

第三节　针灸—推拿应用技术

一、针灸应用技术

（一）毫针针刺技术

毫针是用金属制作而成的，以不锈钢为制针材料为多。不锈钢毫针，具有较高的强度和韧性，针体挺直滑利，能耐高热、防锈，不易被化学物品腐蚀，故目前被临床广泛采用。也有用其他金属制作的毫针，如金针、银针，其传热、导电性能虽优于不锈钢针，但针体较粗，强度、韧性不如不锈钢针，加之价格昂贵，除特殊需要外，一般临床很少应用。

在进行针刺操作时，一般应双手协同操作，紧密配合。临床上一般用右手持针操作，主要是拇、食、中指挟持针柄，状如持笔，故右手称为"刺手"；左手爪切按压所刺部位或辅助针身，故称左手为"押手"。

1. 单手进针法

多用于较短的毫针。用右手的拇、食指持针，中指端紧靠穴位，指腹抵住针体中部，当拇、食指向下用力时，中指也随之屈曲，将针刺入，直至所需的深度。

2. 双手进针法（见图7-1）

（1）指切进针法。指切进针法又称爪切进针法，用左手拇指或食指端切按在腧穴位置的旁边，右手持针，紧靠左手指甲面将针刺入腧穴。此法适宜于短针的进针，见图7-1（a）。

（2）夹持进针法。夹持进针法或称骈指进针法，即用左手拇、食二指持捏消毒干棉球，夹住针身下端，将针尖固定在所刺腧穴的皮肤表面位置，右手捻动针柄，将针刺入腧穴。此法适用于长针的进针，见图7-1（b）。

（3）舒张进针法。用左手拇、食二指将针刺入腧穴部位的皮肤向两侧撑开，使皮肤绷紧，右手持针，使针从左手拇、食二指的中间刺入，此法多用于皮肤松弛部位的腧穴，见图7-1（c）。

（4）提捏进针法。用左手拇、食二指将腧穴部位的皮肤提起，右手持针，从捏起的上端将针刺入，此法主要用于皮肉浅薄部位的腧穴，如印堂穴等，见图7-1（d）。

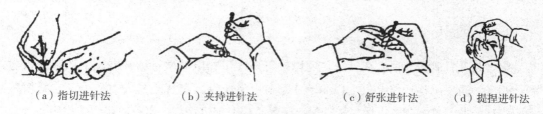

（a）指切进针法　　　（b）夹持进针法　　　（c）舒张进针法　　　（d）提捏进针法

图7-1 毫针针刺技术

3. 针管进针法

备好塑料、玻璃或金属制成的针管，针管长度比毫针短二至三分，以便露出针柄。针管的直径，以能顺利通过针尾为宜。进针时左手持针管，将针装入管内，针尖与针管下端平齐，置于应刺的腧穴上，针管上端露出针柄二至三分，用右手食指叩打针尾或用中指弹击针尾，即可使针刺入，然后退出针管，再运用行针手法。

（二）耳针

耳针是采用针刺或其他物品（如菜籽、王不留行籽等）刺激耳郭上的穴位或反应点，通过经络传导，达到防治疾病目的的一种操作方法。

耳穴在耳郭的分布有一定规律，一般来说，耳郭好像一个倒置的胎儿，头部朝下，臀部朝上。当人体发生疾病时，常会在耳郭的相应部位出现"阳性反应"点，如压痛、变形、变色、水疱、结节、丘疹、凹陷、脱屑、电阻降低等，这些反应点就是耳针防治疾病的刺激点，又称耳穴。

其分布规律是：与头面部相应的穴位在耳垂邻近；与上肢相应的穴位在耳舟；与躯干和下肢相应的穴位在对耳轮和对耳轮上、下脚；与内脏相应的穴位多集中在耳甲艇和耳甲腔；与消化道相应的穴位在耳轮脚周围环形排列。

（1）针刺法：针刺时用左手固定耳郭，右手进针，深度以穿入软骨但不透过对侧皮肤为度。

（2）穴位注射：将药液注射在皮肤与软骨之间，使皮肤呈一小皮丘，每次注射药液 0.1~0.3mL。

（3）埋针法：具体方法见皮肤针法。

（4）压丸法：用菜籽、王不留行籽，黏附在小方块胶布中央，然后贴敷于耳穴上，每天患者可自行按压数次，每次 1~2min，每日按压 2~3 次以加强疗效。冬季留置 7~10 日，夏季可留置 1~3 日。

（5）刺血法：用三棱针在耳穴处点刺出血的一种治疗方法。

（6）耳穴可有疼痛或胀痛，或有热感、酸麻感，或有循经感传及放射传导等得气感。

（三）电针

电针是在针刺得气后，在针上再通以接近人体生物电的微量脉冲电流，利用针和电两种刺激，激发调整经络之气，以防治疾病的一种方法。其优点是省时省力，控制刺激量，提高疗效。具有调整人体生理功能、镇静止痛、促进循环、调整肌张力等作用。

电针的适应范围和毫针刺法基本相同，临床常用于治疗各种痛证、痹证、内脏功能失调，以及癫狂和神经、肌肉、韧带、关节的损伤性疾病，也可用于针麻。

（1）备齐用物：治疗盘、电针仪、毫针盒、无菌持物镊、棉签、棉球、皮肤消毒液、弯盘、浴巾、屏风。

（2）电针选穴：电针法的处方配穴与毫针法相同。一般选用同侧肢体的 1~3 对穴位为宜。

（3）选好穴位后，皮肤消毒，按毫针刺法进针，使患者有得气感。

（4）先将电针仪（多为 6805 型）输出电位器调至"0"，再将电针仪的两根导线分别连接在两根针柄上。打开电源开关，选择适当波型（见表 7-3），慢调至所需电流量（有酸麻感，局部肌肉抽动），以患者能够承受为宜，通电时间一般为 15~20min。

表7-3　电针刺激参数

电针刺激参数的选择			
名称	频率、波形	特点	主治及功用
密波	同频50~100次/s	能降低神经应激功能	止痛、镇静、缓解痉挛、针麻
疏波	低频2~5次/s	引起肌肉收缩，提高肌肉韧带张力	痿证，肌肉关节韧带损伤
疏密波	疏、密波交替，持续时间各约1.5s	能促进代谢，气血循环，改善组织营养，消除炎性水肿	止痛，治疗扭挫伤、关节炎、面瘫、肌无力、冻伤等
断续波	断时1.5s内无电流，续时1.5s密波	能提高肌肉组织的兴奋性	治疗痿证、瘫痪
锯齿波	6~20次/min锯齿形波	提高神经肌肉兴奋性，改善血液循环	刺激膈神经，做人工电呼吸，抢救呼吸衰弱

（5）需强刺激时，应由小到大调节电流量，切勿突然增强。行针过程中应注意观察患者的反应，以防发生意外。

（6）电针完毕，将电位器拨至"0"位，关闭电源，拆除输出导线，按毫针起针方法取针。

（四）水针

水针，又称穴位注射法，是将适量中西药物的注射液注入一定的穴位，以防治疾病的方法。穴位注射法是在针刺疗法和现代医学封闭疗法的基础上发展起来的方法，它具有针刺与药物的双重刺激作用，具有操作简便、用药量小、适应证广、作用迅速等特点。

1. 针具

使用消毒或一次性的注射器与针头。可根据使用药物和剂量大小及针刺的深浅，选用不同规格的注射器和针头，一般可使用1mL、2mL、5mL注射器，肌肉肥厚部位可使用10mL、20mL注射器。针头可选用5~7号普通注射针头、牙科用5号长针头，以及肌肉封闭用的长针头等。

2. 操作特点

选择适宜的消毒注射器和针头，抽取适量的药液，在穴位局部消毒后，右手持注射器对准穴位或阳性反应点，快速刺入皮下，然后将针缓慢推进，达一定深度后，进行和缓的提插，当获得得气感应且回抽无血后，再将药液注入。凡急性病、体强者可用快推的较强刺激；慢性病、体弱者可用缓推的较弱刺激；一般疾病，用中等速度推药液。如推注药液较多，可采用由深至浅，边推药液边退针的方法，或分几个方向注射药液。

3. 注射剂量

穴位注射的用药剂量差异较大，取决于注射部位、药物的性质和浓度。一般耳穴每穴注射 0.1mL，面部每穴注射 0.3~0.5mL，四肢部每穴注射 1~2mL，胸背部每穴注射 0.5~1mL，腰臀部每穴注射 2~5mL。5%~10% 葡萄糖每次可注射 10~20mL，而刺激性较大的药物（如乙醇）和特异性药物（如抗生素、激素、阿托品等）一般用量较小，每次用量为常规量的 1/10~1/3。中药注射液的穴位注射常规剂量为 1~4mL。

4. 选穴与疗程

选穴原则同毫针刺法。选穴宜少而精，以 1~3 个腧穴为宜。为获得更佳疗效，最好选用背腰部、胸腹部或四肢部出现的条索、结节、压痛，以及皮肤的凹陷、隆起、色泽变异等阳性反应的穴位或部位进行注射。每日或隔日注射 1 次，若反应强烈者，以间隔 2~3 日注射 1 次，所选腧穴可交替使用。6~10 次为 1 疗程，疗程间休息 3~5 日。

（五）三棱针法

三棱针疗法，又称"放血疗法"，是用三棱针点刺穴位或浅表血络，放出少量血液，或挤出少量液体，或挑断皮下纤维组织，以防治疾病的方法。《灵枢·官针》称之为"络刺""赞刺""豹纹刺"等，三棱针古称"锋针"，用于"泻热出血"。正如《素问·血气形志篇》中所说："凡治病必先去其血。"

三棱针一般用不锈钢制成，针长约 6cm，针柄呈圆柱形，针身呈三棱状，尖端三面有刃，针尖锋利。针具使用前须经高压消毒，或用 70%~75% 乙醇浸泡 20~30min，用一次性无菌性针具更佳。三棱针疗法具有通经活络、泻热消肿、醒脑开窍、去淤消肿止痛的作用。各种实证、热证、瘀血和经络淤滞、痹阻疼痛等均可应用。

三棱针的针刺方法一般分为点刺法、散刺法、刺络法、挑刺法四种。

1. 点刺法

点刺法是指点刺腧穴放出少量血液或挤出少量液体的方法。此法多用于四肢末端及肌肉浅薄处的部位，如十宣、十二井穴和耳尖及头面部的攒竹、上星、太阳、印堂等穴。

操作时，先在点刺穴位的上下用手指向点刺处推按，使血液积聚于点刺部位，继而用 2.5% 碘酒棉球消毒，再用 75% 酒精棉球脱碘，左手拇、食、中三指固定点刺部位，右手持针，用拇、食两指捏住针柄，中指指腹紧靠针身下端，针尖露出 3~5mm，对准已消毒的部位点刺，轻轻挤压针孔周围，使出血少许，然后用消毒干棉球按压针孔。

2. 散刺法

散刺法又称豹纹刺，是在病变局部及其周围进行连续点刺以治疗疾病的方法。此法多用于局部瘀血、血肿或水肿、顽癣等。

操作时，根据病变部位大小的不同，可点刺 10~20 针，由病变外缘呈环形向中心点刺，点刺后可配合挤压或拔罐等方法，以促使瘀血或水肿的排除，达到祛瘀生新、通经活络的目的。

3. 刺络法

刺络法是刺入浅表血络或静脉放出适量血液的方法，因出血量较多，也称结扎放血（泻血）法。此法多用于曲泽、委中等肘膝关节附近等有较明显浅表血络或静脉的部位。治疗急性吐泻、中暑、发热等。

操作时，先用松紧带或橡皮带，结扎在针刺部位上端（近心端），然后常规消毒。针刺时，左手拇指压在被针刺部位下端，右手持三棱针对准针刺部位的静脉，斜向上刺入脉中 2~3mm，立即出针，使其流出一定量的血液，待出血停止后，再用消毒干棉球按压针孔。出血时，也可轻按压静脉上端，以助瘀血、毒邪排出。

4. 挑刺法

挑刺法是用三棱针挑断穴位皮下纤维样组织以治疗疾病的方法。此法常用于比较平坦的、利于挑提牵拉的部位，比如背俞穴。该法多治疗肩周炎、胃痛、颈椎病、失眠、支气管哮喘、血管神经性头痛等较顽固的反复发作性疾病。

操作时，用左手按压施术部位两侧，或捏起皮肤，使皮肤固定，右手持针迅速刺入皮肤 1~2mm，随即将针身倾斜挑破表皮，再刺入 5mm 左右深，将针身倾斜并使针尖轻轻挑起，挑断皮下白色纤维样组织，尽量将施术部位的纤维样组织挑尽，然后出针，覆盖敷料。由于挑提牵拉伴有疼痛，可根据情况配合局部表浅麻醉。

（六）皮肤针法

皮肤针为丛针浅刺法，是运用皮肤针叩刺人体一定部位或穴位，激发经络功能，调整脏腑气血，以达到防病治病目的的方法。皮肤针是我国古代"半刺""浮刺""毛刺"等针法的发展。《灵枢·官针》："半刺者，浅内而疾发针，无针伤肉，如拔毛状。""浮刺者，傍入而浮之，以治肌急而寒者也。""毛刺者，刺浮痹皮肤也。"由此可见，它的刺激是在表皮部，简便易学，无危险性，对许多病症疗效独特。

皮肤针的叩刺部位，一般可分为循经叩刺、穴位叩刺、局部叩刺三种。

（1）循经叩刺：沿着经脉循行路线进行叩刺的一种方法。常用于项背腰骶部的督脉和足太阳膀胱经。

（2）穴位叩刺：在穴位上进行叩刺的一种方法。临床上多选择特定穴位（如原穴、络穴、郄穴、背俞穴等）、华佗夹脊穴、阿是穴、各种阳性反应点等进行叩刺。

（3）局部叩刺：在患部进行叩刺的一种方法，如扭伤后的瘀肿疼痛、顽癣等。多用围刺或散刺。

（七）皮内针法

皮内针法，又称"埋针法"，是将特制的小型针具刺入并固定于腧穴部的皮内或皮下，通过柔和而较长久的刺激，以调整经络脏腑功能、防治疾病的方法。

皮内针的针具有两种：

一种为颗粒型，又称麦粒型，一般长 1cm，针柄形似麦粒，其针身与针柄成一直线；一种为揿钉型，又称图钉型，长 0.2~0.3cm，针柄呈环形，其针身与针柄呈垂直状。

（1）操作时，先将皮内针、镊子和埋针部位的皮肤进行严格消毒。

（2）颗粒型皮内针：用镊子夹住针柄、对准腧穴，沿皮下横向刺入，针身可刺入 0.5~0.8cm，针柄留于皮外，然后用胶布顺着针身进入的方向粘贴固定。

（3）揿钉型皮内针：用镊子挟住针圈，对准腧穴，直刺揿入，然后用胶布固定。也可将针圈贴在小块胶布上，手执胶布直压揿入所刺穴位。

（4）留针时间的长短可视病情而定，一般为 3~5 日，最长可达 1 周。若天气炎热，留针时间不宜过长，以 1~2 日为好，以防感染。在留针期间，可每隔 4h 用手按压埋针处 1~2min，以加强刺激，提高疗效。

二、按摩应用技术

（一）单式手法

以单一动作成分为基本结构单元的手法为基本手法，又称单式手法，包括摆动类手法、摩擦类手法、挤压类手法、振动类手法、叩击类手法、运动关节类手法六类手法。

单式手法的特点是：发展年代最久远，数量最多，应用范围最广，技法精严，形式多样。它是最常用的手法，也是构成复合手法的基本成分。

1. 摆动类手法

以指、掌、腕关节等做协调的连续摆动的一类手法称为摆动类手法。此手法的特点是：手法缠绵，可持续操作且适应广泛。它主要包括一指禅推法、滚法和揉法。

2. 摩擦类手法

以指、掌、肘、鱼际等部位贴附于体表，做直线或环旋移动的一类手法，称为摩擦类手法。本类手法的特点是：运动形式有直线、弧线、环形等多种，并且既有单向的也有双向往返的；着力点在皮肤表面形成各种不同的位置移动，从而产生温热疏通、舒筋通络、行气活血等治疗作用；具有作用力轻浅、刺激舒适柔和、操作安全等优点。本类手法包括摩法、擦法、推法、搓法、抹法、刮法等。

3. 振动类手法

以较高频率进行节律性的轻重交替刺激，持续作用于人体，使治疗部位产生振动、颤动或抖动效应的一类手法，称为振动类手法，也称为振颤类手法，包括抖法、振法和颤法。本类手法的特点是：刺激温和而舒适，受术者易接受，但术者易疲劳。

4. 挤压类手法

用指、掌或肢体其他部位，反复按压或对称性挤压体表的手法，称为挤压类手法。本类手法分为按压类手法和捏拿类手法两类。按压类手法具有垂直用力、刺激缓透体内、浅至肌表、深至脏腑等特点，包括点法、压法、拨法和踩跷法等，以按法为代表。捏拿类手法具有对称性用力，刺激柔和深透，舒适自然的特点，包括捏法、拿法、捻法等，以捏法和拿法为代表。

5. 叩击类手法

用手或特制器械在治疗部位反复拍打叩击的一类手法，称为叩击类手法。本类手法的特点是：用力果断、快速，击打后迅速抬起，叩击时间短暂，以受术者感觉缓和舒适为度。

6. 运动关节类手法

在生理许可范围内，对关节做被动性活动的一类手法，称为运动关节类手法，又称为整复类手法、被动运动关节类手法、硬手法。本类手法包括背法、摇法、扳法、拔伸法等。

（二）复合手法

复合手法是指两种以上的手法有机地结合在一起，进而构成的另一种新的手法。本类手法的特点是构成成分比较复杂，有的是两种手法成分均等，有的是以一种手法成分为主，另一种手法成分为辅，有的则是三种或多种手法的复合。常用的复合手法有拿五经法、合掌扪颈法、蝴蝶双飞法。此外，还有按揉、捏拿、捏脊、搓抖、击拍、顺手牵羊、推磨运动等手法。

1. 按揉法

基本概念：以指或掌着力于治疗部位，在按的同时进行揉动的复合手法，称为按揉法。

动作要领：术者将手着力于治疗部位上，在先轻后重、由浅而深地向下按压的同时做回旋揉动，并带动皮下组织一起环转，使之产生内摩擦，待得气后，持续用力继续按揉 3~10s，再边按揉边由深层返回至浅层，如此反复操作。

2. 捏揉法

基本概念：由捏法和揉法复合而成的手法，称为捏揉法，既可单手，也可双手同时操作。

动作要领：术者用拇指与其余四指指腹或螺纹面对捏于施术部位，指、掌与前臂主动运动，带动腕关节做轻度旋转运动，使拇指与其余四指对合施力，捏而揉之，揉而捏之，从而产生节律性的捏揉动作。

3. 搓揉法

基本概念：由搓法和揉法复合而成的手法，称搓揉法，又称对揉法、抱揉法。

动作要领：双手用力夹住受术肢体后，来回搓动并带皮下组织一起做回旋运动，使其内层组织之间产生内摩擦。

搓揉肩部时，双手一前一后按住肩部做相对环转搓揉，又称对揉搓。揉上下肢、胸腹、胁肋时，双手一边来回相对搓揉，一边自上向下慢慢移动。

4. 掐揉法

基本概念：由拇指掐法与揉法同时操作的复合手法，称掐揉法。

动作要领：在治疗穴点用拇指指甲掐定后，再边掐边揉，可向左掐揉，也可向右掐揉。

5. 推摩法

基本概念：以一指禅偏锋推法及四指摩法组合而成的动作，称为推摩法。

动作要领：

（1）拇指着力于主要穴点上，四指起辅助作用。

（2）操作时要兼顾两个着力点的动作配合协调。

（3）手腕要放松，不能僵硬。

6. 摩振法

基本概念：由摩法与掌振法的动作结构叠加而成的复合手法，称为摩振法。

动作要领：将掌心对准主治穴点，先按掌振法产生振颤，稍待片刻，等动作稳定后，再沿主治穴点四边圆周轨迹，边振边缓缓移动环转，周而复始反复摩振。

7. 推振法

基本概念：由掌平推法与掌振法两法的动作结构叠加而成的复合手法，称推振法。

动作要领：先按掌振法产生振颤，待动作稳定后，再沿直线边振边缓慢向前推进。

8. 叩击法

基本概念：击法、拍法、剁法相结合而成的一种复合手法，称叩击法。

动作要领：临床上常是先击后拍，常采用空拳击、五指剁与虚掌拍交替结合运用。

9. 益脑法

基本概念：用五指面反复摩擦头皮的手法，称为益脑法。

动作要领：受术者正坐，术者位其前，一手固定受术者头部，另一手五指分开，以五指面着力于头皮，以肩关节为支点，前臂主动施力，使五指面自前发际拉向后发际，由慢而快，反复摩擦头皮，先患侧，再健侧，最后头中部各十余次。继之两手十字交叉，以双掌小鱼际合擦风池穴十余次，最后双手指尖大把抓头皮十余次。

10. 扫散法

基本概念：以拇指桡侧及四指指面在颞枕部，进行轻快推动的手法，称为扫散法。

动作要领：受术者正坐，术者用手扶其一侧颞部，另一手用拇指桡侧面及其余四指指面着力，在颞部沿少阳经，自前发际头维穴向耳后方向快速推动。

11. 金蛙游水法

基本概念：以双手分别握住双足掌，做屈膝屈髋外展外翻及双腿屈伸的动作，称金蛙游水法。

动作要领：受术者取仰卧位，术者面对患者站立于足侧，以双手握住其双足掌，使其下肢做屈膝屈髋外展外翻至两足跟对合后而屈伸下肢，反复数次。

12. 分推抹法

基本概念：双手拇指及手掌并列着力，一起向前直推至某一位置时，再向两侧分推至一定部位，最后回抹至起始位的手法。

动作要领：

（1）分推抹胸至两胁：术者双手虎口张开，拇指与其余四指抱定宾客胸部，以双手掌着力，拇指平放于受术者胸部中央，指端朝向腹部，两拇指并列于胸骨柄处，紧贴胸部自上而下直线推至剑突时，再分别向两侧胁肋部，分推至腋中线，再沿侧胸抹回至原位，反复操作30~50次。

（2）分推抹腹部：术者以双拇指及大鱼际着力，双手掌并列，自鸠尾穴向下直推至关元穴时，向两边分抹至髂前上棘，再沿侧腹回抹至原位，反复操作30~50次。

（3）分推抹背腰部：术者以双手掌拇指并列置于受术者肩胛内侧，由上而下直推至髂后上棘处，再沿侧腹及肩胛骨外缘上升返回原位，反复操作30~50次。

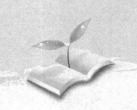

第八章
身体功能训练研究

身体功能系统训练不仅能对人体最基本的动作模式进行评估和筛查，而且能够直观体现平衡及灵活能力，是人体运动功能的直观反映。

第一节　身体功能训练释义

在国外，美国国家运动医学学院（the National Academy of Sports Medicine）将身体功能训练定义为"那些涉及特定目标动作完整运动链中每一个环节的训练，包含符合特定目标动作特征的在多个运动平面内加速、减速及稳定性的训练动作"；美国运动委员会（American Council on Exercise）认为，功能性训练是一些训练动作的综合体，包含着特定目标动作所需要的平衡性训练、稳定性训练、核心区训练和动态运动训练。Gray Cook 于 1997 年首次提出了功能性训练的概念，指出功能性训练应注重身体运动链的作用，避免单一地训练某一环节的功能，而是将人的身体运动看作一个运动链。有丰富实践经验并担任 1996 年奥运会女子冰球金牌获得者美国国家队体能教练的 Mike Boyle 认为，功能训练是一套目标明确的身体训练体系，它按照比赛的方式进行身体训练，使训练更加有效率和效果。

在国内，身体功能训练体系的研究始于国际划联副主席、中国皮划艇协会及中国赛艇协会主席刘爱杰博士。他在《我国运动训练方法创新的思考》中提出，人体的所有复杂动作都是由基础动作组合而成的，并且认为身体运动功能训练是一种为提高专项运动能力，通过加强核心力量而使肌肉系统更加有效率的训练方法。尹军博士在《躯干支柱力量与动力链传递效能之间的关系》中提出，身体运动功能训练强调的是动作训练而不是肌肉训练，通过身体运动功能训练提高的是完成专项技术所需要的专门动作质量和竞技表现能力，而不是肌肉的力量。

通过对前人研究的总结和实践积累可以得知，身体运动功能训练是以提高竞技表现为目的，以动作模式训练为核心，强调多环节、多肌群、多平面的训练方法，注重"神经—肌肉"控制和本体感觉调节的整合训练体系。

第二节　身体功能训练内容

　　身体运动功能训练以疼痛为界划分为两个应用体系，通过功能动作筛查（FMS），筛查运动员的疼痛，发现运动员的不对称和功能代偿。之后，没有伤病的运动员，可进入身体运动功能测试和身体运动功能训练，而对于伤病运动员，则通过"顶层模式"的选择性功能动作筛查和"分解模式"的选择性功能动作筛查，确定其障碍根源，进行手法治疗和矫正训练。

　　功能训练内容体系主要包含功能动作系统和功能训练系统两个部分。功能动作系统通过筛查使训练更具针对性，功能训练系统是功能训练体系中的核心环节，是功能训练区别于传统训练的本质特征。

　　身体功能训练由功能动作筛查（FMS）、选择性功能动作评估（SFMA）及Y-平衡测试（YBT）三部分构成。功能动作系统不仅是一套评估系统，也是一系列的训练组合，依据评估结果进行系统的功能训练或采取纠正策略才是功能动作系统的价值体现。其训练内容包括多层级、先稳定到不稳定、先简单到复杂、先慢到快、基本动作模式到结合专项动作的练习步骤，是按照人体运动功能的进阶演进顺序设计的（见图8-1）。

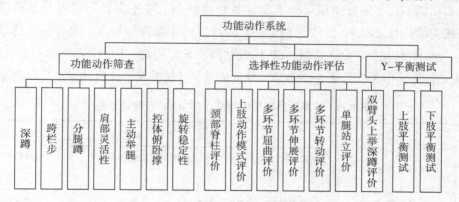

图8-1　功能动作系统分类

一、功能动作筛查（FMS）

　　功能动作筛查是以对人体基本动作模式进行稳定性、灵活性、肌肉力量对称性、关节活动度匹配能力为目的的模糊筛查。功能动作系统测试包括7个动作（见表8-1）。这7个人体基本动作模式的功能筛查能准确反映人体姿势、动作、运动功能以及人体具备各种疼痛的综合反应。

表 8-1　功能动作系统（FMS）动作测试步骤及目的

编号	名称	测试目的
1	深蹲（Deep Squat）	躯干两侧的对称性，髋、膝、踝关节的灵活性
2	跨栏步（Hurdle Step）	髋、膝、踝的对称性、灵活性和稳定性
3	分腿蹲（In-line Lunge）	躯干两侧灵活性和稳定性及踝关节和膝关节的稳定性
4	肩部灵活性（Shoulder Mobility）	肩关节内收、外旋及外展、外旋的能力及两侧对称性
5	主动举腿（Active Straight Leg Raise）	骨盆固定时，腘绳肌的主动收缩能力和小腿的柔韧性
6	躯干稳定俯卧撑（Trunk Stability Push-up）	检测上下肢对称运动时躯干在矢状面的稳定性
7	旋转稳定性（Rotational Stability）	躯干在上下共同运动时过维面的稳定性及两侧的对称性

注：依据 Gray Cook，Hodges&Zichardson，Michael P Reiman 功能动作筛查理论。

二、选择性功能动作评价（SFMA）

在功能动作筛查（FMS）的基础上，进一步对细化评价动作模式的手段是选择性功能动作评价（SFMA）。选择性功能动作评价（SFMA）主要用来测量与动作模式有关的疼痛和功能不良，通过使用动作来激发各种症状和功能不良，并得到与某种动作模式缺陷相关的信息。以 FN、FP、DP、DN 四种模式作为评价标准，来评定人体基本运动功能：FN 代表功能正常且无痛；FP 代表功能正常但疼痛；DP 代表功能不良且疼痛；DN 代表功能不良但无痛。表 8-2 是选择性功能动作评价的 7 个评价动作及其目的说明。

表 8-2　选择性功能动作评价（SFMA）步骤及目的

编号	名称	评价目的
1	颈部脊柱评价	颈部脊柱屈曲、伸展程度，枕骨—寰椎联合灵活性，颈部脊柱转动、侧屈程度
2	上肢动作模式评价	肩部全部运动范围，包括内旋、外旋、伸展、内收、外展、屈曲的活动度
3	多环节屈曲评价	双髋和脊柱正常的屈曲能力
4	多环节伸展评价	双肩、双髋和脊柱正常的伸展能力
5	多环节转动评价	颈部、躯干、骨盆、双髋、双膝和双脚正常的转动灵活性
6	单脚站立评价	静态和动态下单侧腿稳定能力
7	双臂头上举深蹲评价	双髋、双膝、双踝的双侧对称灵活性

注：依据 Gray Cook 关于选择性功能动作评价的理论整理。

三、Y-平衡测试（YBT）

Y-平衡测试（Y-Balance Test）是以上下肢运动能力对脊柱支持力量评估的方法之一，其目的是利用关节与关节理论（Joint by Joint）以及脊柱支持平衡机制来对身体运动能力进行整体评价，是简单、快速的损伤风险与核心力量对称性评估的方法，是对人体执行相关动作时需要的核心稳定性、关节灵活性、神经肌肉控制、动作活动幅度、平衡和本体感觉等综合能力的量化测试。测试过程需在人体稳定性受限的前提下执行，是对视觉、前庭觉和本体感觉及肢体肌群协作完成一种运动控制过程的综合反应。

身体上 1/4 Y-平衡测试（YBT-UQ）是当单侧肢体承受对侧肢体体重时，人体用自由上肢触摸能力的相关身体的量化分析；身体下 1/4 肢体的 Y-平衡测试（YBT-LQ）是动态性测试，对身体下 1/4 的稳定性、力量、柔韧性和本体感觉进行检测。

四、功能训练系统（Functional Training Systems）

竞技体育是多个动作模式（Movement Patterns）在不同平面上有序叠加和无序的重复组合。动作模式是人体最基本的运动单元，包括蹲起、蹬抬、推拉、旋转、屈伸、跑跳、弓步等人体基本运动功能。功能训练强调动作模式训练，注重本体感觉和能量代谢系统的整合来实现竞技能力的最佳表现形式。功能性力量训练、能量代谢系统、快速伸缩复合训练、多方向速度练习都是依据动作模式分类和项目特点进行的板块训练，其训练板块遵循周期训练理论和人体功能解剖的基本训练学原则。

功能训练是从动作准备开始，进行训练前的激活与神经肌肉的动员。激活主要包括对软组织的激活、运动损伤的预防和扳机点的消除，然后进行动作模式练习。这部分练习主要结合专项的动作模式以及核心力量训练，完整的功能训练课由功能性力量和能量代谢系统的训练所组成（见图8-2）。

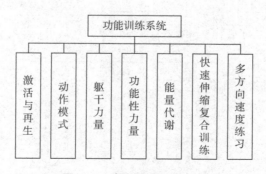

图8-2　功能训练系统分类

功能训练以提高运动员的动作模式为前提，包括核心柱的力量练习，旋转动力链的能力，灵敏素质和以平衡性、柔韧性素质为基础的能量代谢训练，训练包括动作准备、躯干力量练习、动作模式练习、循环力量练习、多方向移动能力、再生恢复训练等几个板块，核心组成部分包括上下肢的快速伸缩复合训练、结合专项能力的爆发力练习、脊柱力量的稳定性及能量代谢。VSP 体能教练 Ken 认为，功能训练系统是由完整的动作激活与动作模式训练及多方向移动能力、核心力量、循环力量和能量代谢系统的训练所组成的。

其训练方法由上肢、下肢、躯干、上肢与躯干组合、下肢与躯干组合、全身参与 6 种模式的动作练习方式构成。上肢主导的动作练习分为单侧上肢和双侧上肢在三个运动平面（矢状面、冠状面、水平面）内的推、拉、旋转以及组合练习方法；下肢分为双腿或一侧腿在三个平面内的推、拉、旋转以及组合练习方法；躯干分为静态稳定及动态在三个运动平面内的屈伸、旋转及组合练习方法；上肢与躯干组合、下肢与躯干组合、全身参与（上、下肢与躯干的组合）三个功能动作练习方式主要是人体多维度、多关节参与的旋转、推、拉、屈伸动作方式练习（见图 8-3）。

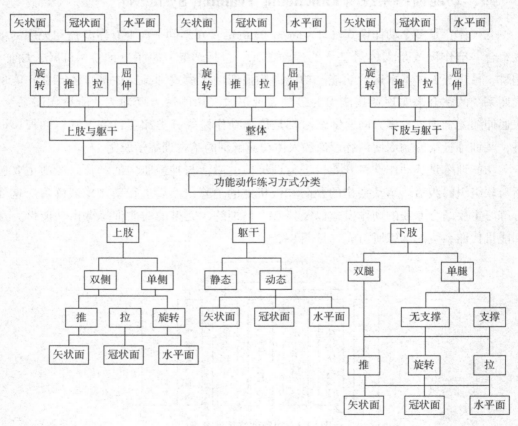

图 8-3　功能动作练习方式分类

第三节　功能训练分类及特点

一、功能训练的分类

（一）基础功能训练

基础功能训练是为提高人体基本活动能力进行的训练，包括各种基础动作模式的训练，如下蹲、上举、踏步、投掷等身体基本功能。无论是专业受训者还是大众健身人群，都不应该忽视这些训练。基础功能训练可为进一步提高身体各项素质打下良好的基础，预防运动损伤和各种职业病的发生。

（二）专项功能训练

专项功能训练是针对专业受训者和某些特定需求的人群而进行的身体功能训练。训练会准确结合专项动作模式和能量代谢特点，从而有效提高人体进行不同专项运动的能力。

（三）功能康复训练

功能康复训练是为恢复人体原有功能而设计的训练。人体经历伤病之后，生理结构会受到破坏，身体功能也会受到影响。在康复阶段结构修复完成之后，需要进行有针对性的功能训练，如恢复关节活动度和肌肉长度、本体感觉训练等，以恢复原有功能，降低再次发生损伤的风险，回归专项训练和日常生活。

二、功能训练的特点

（一）明确的指向性

功能训练具有明确的指向性，对大众健身人群而言，它会充分考虑不同对象的个人特点和需求，结合各个专项的动作模式、代谢特点、比赛时间和比赛环境等因素，针对受训者实际需要来设计训练动作。评价训练效果以能否解决实际问题、提高专项成绩为准。

（二）多平面、多角度

人体各个肌群的分布各不相同：有纵向排列的，如股直肌；有横向排列的，如斜方肌中部;有斜向排列的,如腹外斜肌;还有螺旋形分布的,如旋前圆肌。这种复杂的排列结构使肢体能够产生屈伸、外展、内收和旋转等各种运动。人体的各种复杂动作都是人体功能性动作的组合,这些动作有推、拉、旋转、弓步、蹲、体前屈等,它们都是在两个或两个以上平面内完成的动作,因此,功能训练注重人体在多个平面、多个角度的训练。

(三) 多环节运动链

功能训练强调的是动作的一体化和控制下的动态平衡。人体若干环节借助关节使之按一定顺序衔接起来,称为运动链。在人体上,上肢由肩带、上臂、肘关节、前臂、腕关节、手等形成上肢运动链;下肢由髋关节、大腿、膝关节、小腿、踝关节、足等形成下肢运动链。力作用在生物运动链上,各环节发生相对的变化。如何将不同关节的运动和肌肉收缩整合起来,形成符合专项力学规律的肌肉"运动链",为四肢末端发力创造理想条件,是所有运动项目共同面临的问题。功能训练是强调多关节、多环节参与的运动,并以人体运动链为基础设计出不同的训练动作,旨在提高不同关节、不同肌群间的协同工作能力及运动链的能量传递效率。

(四) 强调核心柱的稳定性

核心柱通常指人体的躯干部分,包括从肩带至髋关节之间的区域。核心区域在运动过程中担负着稳定姿态和传导力量的作用,对上下肢的协同工作及整合用力起着承上启下的枢纽作用。同时,四肢运动的各种状态控制都源自核心区域的肌群,有了强大的核心柱力量作保证,躯干得到稳固的支持,四肢的运动将更加精确有效,肢体也能够游刃有余地协调完成技术动作,所以,功能训练强调核心柱力量的训练。

(五) 强调神经肌肉与本体感觉

人体的一切运动都是由肌肉在神经系统的控制下收缩完成的,因此,神经和肌肉不是孤立存在的;本体感觉是人体在运动过程中获取空间位置和运动状态的重要途径,是学习和完成各种技术动作的基础。功能训练强调神经对肌肉的控制,强调神经系统和本体感觉的激活,只有充分地激活,才能更加精确地控制肌肉完成复杂的动作,实现训练目标。

第四节　功能训练的主体设计

一、人体动作模式（见图 8-4）

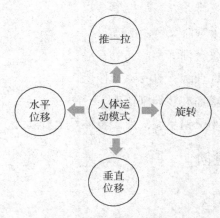

图 8-4　人体运动模式

（1）推—拉：由近端向远端的运动为推，由远端向近端的运动为拉。

（2）旋转：人体各个环节绕关节垂直轴的运动。由前向后称为旋后，由后向前称为旋前。

（3）垂直位移：人体重心高度的改变即为垂直位移。

（4）水平位移：人体重心在水平面上向各个方向的移动。

二、人体功能动作设计（见图 8-5）

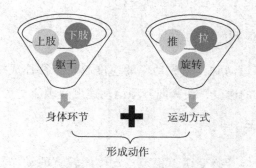

图 8-5　人体功能动作设计

（1）根据各个主要关节进行动作模式的划分。

（2）将各个关节进行优化组合，分别形成上肢、躯干及下肢动作模式。

215

（3）将上肢、躯干、下肢动作再次进行整合，形成上肢与躯干组合动作、下肢与躯干组合动作及上肢与下肢组合动作。

（4）将上肢、躯干、下肢进行最后的整合，形成全身动作模式。

三、功能训练设计原则

（1）推、拉训练交替安排。

（2）上肢、下肢、躯干训练交替。

（3）先分化训练，再整合训练。

（4）先灵活性与稳定性训练，再专项动作模式。

（5）训练计划中逐渐增加旋转训练比例。

（6）负荷量与强度大小交错呈波浪形，整体呈上升趋势。

四、功能训练的进阶

（一）增加负荷

增加负重后，人体所要对抗的外力加大，肌体所要承担的生理负荷也相应增加。但是，不要因为使用更大的负荷而降低动作质量的标准，也不要一味追求负荷而加大潜在的受伤风险。

（二）加大动作幅度

动作幅度增加对躯干部分的控制能力提出了更高的要求。该方法的优点在于，对身体带来新的负荷刺激的同时还能对身体稳定性予以训练。如果这种方法使用得当，效果会非常好，反之，则有可能导致受伤。

（三）增加动作速度

人体进行各项体育运动时，完成动作的速度越快，往往成绩越好。进行功能训练时应逐渐增加训练动作的速度，使其向专项运动速度逐渐靠拢。

（四）减小支撑面

减小支撑面后，身体开始变得不稳定，支撑面较宽的动作与支撑面较窄的动作相比难度更小。减小支撑面的常见方法有：站立位时，将双脚动作改为单脚动作或者缩短双脚间的距离；在各种桥式练习中，可将肘撑动作改为掌撑或拳撑动作；在完成地面动作时，可将四点位支撑减少至三点位甚至两点位支撑，以此加大动作模式完成的难度。

（五）提高重心

在一个动作中，受训者的重心越靠近地面，动作难度越小。这是因为重心越低，越靠近支撑基础，整个系统的稳定性就越高。在以肌肉、力量以及平衡能力为目标的抗阻力训练中，可以利用提高重心的方法来制造不稳定、降低稳定效率。

（六）加大阻力矩

通过改变身体位置和阻力源的位置，增加阻力矩，便需要肌肉收缩力增加制造更大的动力矩，这时动作难度也就相应地提高。

（七）加入不稳定支撑面

可将瑞士球、平衡垫和 BOSU 球等工具加入训练计划中，利用不稳定平面来提高动作的难度。不过需要注意的是，这一训练的根本目的不在于增加动作的难度，而是为了更好地迎合运动专项和人体功能活动的需求，为了使动作模式更加功能化。

（八）动作形式与环境动态化

当人体位置处于一种相对稳定的环境中时，本体感觉信息也相对不变，所以人体的运动程序不需要对效应器进行太大调整，动作难度相对较小。但是，当内外环境发生变化时，本体感觉对大脑皮质的输入信息会发生改变，大脑皮质也会对人体适应外界环境做出相应的调整，动作难度相应增加。

（九）使用不对称负荷

使用不对称负荷会提高对身体控制能力的要求，有助于发展稳定性。大多数人在自由重量训练中总是使两侧重量相同，这样他们就难以获得不对称负荷训练的益处。但是，如果训练目标是增加训练的功能性、提高训练与日常生活中活动及体育运动的效益转化，那就有必要进行一些非对称负荷训练。

（十）由地面动作变站姿动作

地面动作与站姿动作相比，显然环境更为稳定。从功能性角度分析，大多数运动项目的运动形式都要求受训者以站立姿势完成，所以站姿动作训练比地面动作更具功能性。

参考文献

[1] 孔布理克. 肌内效贴扎技术指南［M］. 李清子, 安江红, 刘勇, 译. 北京: 人民体育出版社, 2020.

[2] 兰道根, 塞尔泰尔. 功能贴扎步步精［M］. 谢欲晓, 译. 济南: 山东科学技术出版社, 2018.

[3] 邓肯. 体育运动中的筋膜松解术［M］. 韩臣, 译. 北京: 人民邮电出版社, 2018.

[4] 运动康复技术编写组. 运动康复技术［M］. 北京: 北京体育大学出版社, 2015.

[5] 陈建. 运动康复技术学［M］. 北京: 北京体育大学出版社, 2016.

[6] 陈文华. 软组织贴扎技术临床应用精要: "肌内效贴" 即学即用图谱［M］. 上海: 上海浦江教育出版社, 2012.

[7] 陈文华, 余波. 软组织贴扎技术基础与实践: 肌内效贴实用诊疗技术图解［M］. 上海: 上海科学技术出版社, 2017.

[8] 陈颖瑜, 王会娟. 运动、营养与康复教程［M］. 北京: 北京邮电大学出版社, 2017.

[9] 崔剑平, 黄毅, 许智, 等. 中国传统康复技术［M］. 武汉: 华中科技大学出版社, 2018.

[10] 丁淑贞, 丁全峰. 实用临床康复护理指导手册［M］. 北京: 中国协和医科大学出版社, 2018.

[11] 贺小桦, 陈方灿. 功能性贴扎技术［M］. 北京: 电子工业出版社, 2019.

[12] 胡超伟. 超微针刀疗法［M］. 武汉: 湖北科学技术出版社, 2012.

[13] 胡英清, 黄昀. 运动康复实用技术［M］. 北京: 高等教育出版社, 2017.

[14] 黄杰, 公维军. 康复治疗师临床工作指南: 运动治疗技术［M］. 北京: 人民卫生出版社, 2019.

[15] 李德科. 实用推拿针灸技术［M］. 成都: 西南交通大学出版社, 2013.

[16] 李建华, 于领. 盆底功能障碍性疾病诊治与康复: 康复分册［M］. 杭州: 浙江大学出版社, 2019.

[17] 廖八根. 运动贴扎技术实验指导［M］. 广州: 广东高等教育出版社, 2018.

［18］廖瑛．骨科围术期快速康复之运动治疗技术［M］．天津：天津科学技术出版社，2020.

［19］宗士群．中医针灸与推拿技术［M］．北京：人民军医出版社，2006.

［20］马凌．康复护理技术操作规范［M］．广州：广东科技出版社，2018.

［21］梅求安．临床康复评定与治疗［M］．长春：吉林科学技术出版社，2018.

［22］牛映雪，鹿国晖，刘杨．体育保健与运动康复技术［M］．北京：化学工业出版社，2016.

［23］宋少军，辛铭金．针灸推拿技术［M］．北京：中国中医药出版社，2009.

［24］谭工，邱波．康复护理学［M］．北京：中国医药科技出版社，2019.

［25］王德敬．针灸治疗［M］．3版．北京：中国中医药出版社，2018.

［26］王海．现代运动训练康复技术及应用新探索［M］．北京：九州出版社，2018.

［27］王骏昇，尹军，齐光涛．射击运动员身体运动功能训练［M］．北京：人民体育出版社，2017.

［28］郗洪斌．针灸推拿技术与临床应用［M］．长春：吉林科学技术出版社，2018.

［29］叶颖华，叶景．肌筋膜松解术［M］．昆明：云南科学技术出版社，2020.

［30］游国鹏．运动康复干预研究［M］．北京：中国商务出版社，2018.

［31］郎根杜恩．运动中的贴扎技术：运动性损伤与疼痛的紧急处置［M］．徐建武，郭旸，鹿国晖，译．沈阳：辽宁科学技术出版社，2018.